JN245999

脊椎脊髄病
用語事典

改訂第7版

日本脊椎脊髄病学会　編

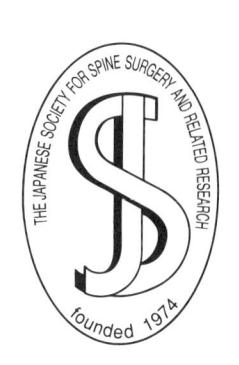

南江堂

[脊椎外科用語事典初版]

[用語委員会]

酒匂　　崇（委員長）

高橋　栄明	都築　暢之	山浦伊裟吉	吉澤　英造	
玉置　哲也	河合　伸也	北原　　宏	国分　正一	

[執筆]

有馬　　亨	伊藤　達雄	大井　淑雄	大谷　　清	大塚　訓喜	河端　正也
菊地　臣一	北原　　宏	熊野　　潔	栗原　　章	国分　正一	佐藤　光三
里見　和彦	柴田　大法	高橋　栄明	田島　直也	玉置　哲也	都築　暢之
富田　勝郎	冨永　積生	中野　　昇	野原　　裕	花井　謙次	土方　貞久
福田　真輔	松崎　浩巳	圓尾　宗司	見松健太郎	宮崎　和躬	山浦伊裟吉
吉澤　英造					

小野　啓郎	辻　　陽雄	井形　高明	片岡　　治	金田　清志	河合　伸也
黒川　髙秀	酒匂　　崇	蓮江　光男	原田　征行	平林　　洌	三浦　幸雄
茂手木三男	山本　博司	小野村敏信	竹光　義治		

平野　典和	藤村　祥一	米延　策雄

今給黎篤弘	鷲見　正敏

津山　直一	服部　　奨

（執筆順）

『脊椎脊髄病用語事典』第7版刊行にあたって

　「脊椎脊髄病用語事典」は1995年に「脊椎外科用語事典」として初版が刊行され，2005年には「脊椎脊髄病用語事典」と現在の名称に改められ，5年ごとに改訂されてきました．このような歴史のある本書の改訂にあたり，2022年11月に大鳥精司担当理事から委員長の大役にご推挙いただきました．その後，脊椎脊髄病の幅広い分野から11名の先生に用語委員にご就任いただき，改訂作業を進めて参りました．用語委員の先生をはじめ日本脊椎脊髄病学会の皆様方のご協力，ご指導を賜りまして第7版を刊行することができましたので，改めて皆様に御礼申し上げます．

　今回の改訂に際してまずはじめに，「脊椎脊髄病用語事典」の形態を従来通りの冊子体での改訂か，または電子媒体に変更するかの検討を行いました．委員会で検討の結果，従来の紙媒体でのハンドブックとしての利便性を優先し冊子体を選択しましたが，時世の流れとしてデジタル化が推進されているなかで悩ましい選択でもありました．改訂作業では，脊椎脊髄病に関連する分野の目覚ましい進歩に対応するために，新たに掲載が必要な用語として51語，削除や解説内容の修正が望ましい用語として72語を選定しました．これらの作業においては用語委員全員が選定にかかわり考慮を重ねました．幸い，用語委員は幅広い分野から就任いただきましたので，用語の選定においても偏りなく幅広い分野から選定できたと自負しております．用語の解説文の作成においては，はじめに2名の委員がペアで解説文を執筆し，それを全員で検討して初稿を作りました．初稿に対しては日本脊椎脊髄病学会の評議員，理事の先生方からパブリックコメントをいただき，それを反映し完成に至りました．

　以上のような作業を経て改訂第7版の刊行に至りましたが，不足な点がございましたらお知らせいただければ幸いに存じます．最後になりましたが，今回の改訂に際して親切にご協力いただきました南江堂の皆様に御礼申し上げます．

　2025年3月

日本脊椎脊髄病学会用語委員会
委員長　稲見　聡

『脊椎脊髄病用語事典』第6版刊行にあたって

　「脊椎脊髄病用語事典」は「脊椎外科用語事典」として1995年の刊行以来，5年ごとの改訂を行ってまいりました．第5版は2015年に刊行されましたが，私もその委員を務めており，今回は委員長の大役を仰せつかりました．前回の経験を活かし，高相晶士担当理事，加藤真介アドバイザーのご指導をいただきながら，刊行までたどり着いた次第です．7名の用語委員の先生方，また3名の執筆協力者におかれましては大変なご尽力心より御礼申し上げます．第6版は第5版を踏襲し，解剖，バイオメカニクス，生理学，病態および臨床所見，画像，疾患，治療，評価，心理といたしました．

　今回の改訂では，まず昨今の情報社会において書籍の必要性の是非が問われました．しかしながら，本書は一般の用語集に見受けられる用語の羅列の体裁ではありません．解説，文献が豊富に盛り込まれており，ハンドブックの形態は継承すべきと委員会で方向性が決定しました．

　作成過程としては，脊椎関連学会に幅広く意見聴取し用語の選択を行いました．また，各委員がこの5年間での新規用語，また使用されなくなった用語をご自身の経験や学会抄録集，書籍から選択していただきました．さらに，日本整形外科学会「整形外科学用語集」からも脊椎関連用語を選択いたしました．これら膨大に選択された用語に対して委員会で70%以上の賛同が得られた場合に採否を選択し，文献を引用しながら解説文を記載した次第です．特に腰椎の前側方解剖，成人脊柱変形に関すること，患者評価，新技術などが第5版から大幅に盛り込まれております．

　改訂原稿完成後は再度，各種学会，日本整形外科学会用語委員会，日本脊椎脊髄病学会の名誉会員，理事，監事，評議員の先生方にパブリックコメントを求め，その意見を基に加筆修正を行いました．委員会としても最新の知識を網羅した内容と自負しており，多くの読者の先生方に対して，用語の確認，また知識の習得に少しでもお役に立てればと考えております．とはいえ，不満な点がまだまだあると思いますので，お気づきの点はお知らせいただけますと幸いに存じます．

　最後になりましたが，「脊椎脊髄病用語事典」（改訂第6版）の作成にあたり，日本脊椎脊髄病学会の皆様方，南江堂の方々には大変なご尽力をいただきました．心より御礼申し上げます．

2020年3月

日本脊椎脊髄病学会用語委員会

委員長　大鳥精司

『脊椎脊髄病用語事典』第5版刊行にあたって

　「脊椎脊髄病用語事典」は「脊椎外科用語事典」として1995年の刊行以来，5年ごとに改訂をしてきました．第4版の刊行後5年が経ち，このたび第5版をお届けできることになりました．この5年の間には，インターネットの普及によりさまざまな情報へのアクセスが容易になるとともに，学会誌がオンライン化されるなどの大きな時代の変化がありました．改訂に着手するにあたっては，本書が現在において必要であるのかという議論がありました．

　折しも専門医制度の変革期にあたり，日本整形外科学会を基盤学会とする日本脊椎脊髄病学会と，日本脳神経外科学会を基盤学会とする日本脊髄外科学会は，多くの議論を重ねた結果，協同して脊椎脊髄外科専門医という専門医制度を作ることになりました．そして両学会の努力の結果，脊椎脊髄外科専門医は日本専門医機構によってサブスペシャルティ領域として正式に認定され，これに基づき制度設計が行われ，専門医試験も準備されています．専門医を確立していくうえでは，その分野のアイデンティティーを明確にする必要があり，使用される用語を明確に規定することはその基盤ともいえます．用語事典の改訂は，この時期であるからこそ必要なものであるとの認識で作業を開始しました．

　改訂にあたり日本脊椎脊髄病学会の評議員の方々にご意見を伺い，委員会でも議論のうえ，初版当時からの，単なる用語の羅列ではなく各用語の定義，解説や重要な参考文献を付すという基本原則を維持することといたしました．章立ても継承いたしましたが，検索性を高めるために各章の中の項目はアルファベット順にし，見出し語の整理を行い，索引も充実させました．用語は近年注目を集めているものを追加するだけではなく，脳神経外科学用語集も確認し，脊椎脊髄病の専門医として知っておくべき主な用語の抜けを少なくするように努めました．表記は国際的に一般的に使われているものを原則といたしました．ただ，慣用的に使用されてきたものも少なくなく，これらにつきましては凡例にある記号をご確認いただければと思います．

　今回の改訂にあたりましては，以前に比べて多くの先生に委員として参加していただきました．すべての用語を少なくとも委員2名が詳細に検討したのち，委員全員で討議して初校を決定いたしました．かなりの議論を要し

た用語もあり，初版はもちろん，これまでに担当された先生方のご苦労が偲ばれました．そして校正刷を日本脊椎脊髄病学会の名誉会員，理事，監事，評議員の先生方にお送りし，頂戴したご意見を反映させて最終版といたしました．とはいえ，不備な点がまだまだあると思いますので，お気づきの点はお知らせいただければ幸いです．

　本書は，前版でも日本脊椎脊髄病学会員全員のお手元にお届けしたにもかかわらず，一定程度の売り上げがあったと伺っています．このことは本書が日本の脊椎脊髄病学の診療・研究において，重要な位置を占めていることを示しています．この改訂版が日本の脊椎脊髄病学の更なる飛躍の一助となることを祈念いたしております．

　最後に，用語委員会の各先生方の精力的かつ緻密なご努力に深謝いたします．また，今回も編集・出版にご協力をいただいた南江堂の皆様に厚く御礼を申し上げます．

　2015 年 4 月

日本脊椎脊髄病学会用語委員会

委員長　加藤真介

『脊椎脊髄病用語事典』第4版刊行にあたって

　「脊椎外科用語事典」の初版が上梓されたのは1995年です．2000年には第2版，そして日本脊椎外科学会が日本脊椎脊髄病学会へと発展してから，2005年には名称も「脊椎脊髄病用語事典」へと改められ，第3版が刊行されました．第2版の改訂では初版の修正および出典の明記に重点が置かれ，第3版では事典の名称変更とともに主として保存的治療や脊髄・末梢神経疾患についての用語も追加されることとなりました．

　初版当時から，本書は単なる用語を羅列した用語集ではなく，各用語の定義や解説を付すという基本方針に沿って編纂された事典になっています．このため，論文作成や学会発表に当って用語を検索しこれを正しく使用するための機能，あるいは関連領域の医師が脊椎脊髄病の概念を学ぶ教材としての機能も重視されてきました．

　新しく発足した用語委員会では，この基本方針を維持しながらも，更なる新しい発展の可能性を模索するための議論がなされました．すでに発刊されていた第3版の利用状況や要望についてアンケート調査を施行した結果，お答えいただいた学会員の多くは現在の体裁や編集方針についての大きい変更を望まれず，新しい用語など不足している用語の追加や整理，検索の充実を希望されていました．

　そこで，今回の改訂に当っては，誤字などの修正，用語の追加（約90語）や整理，出典の追加，目次や用語分類の変更，索引の充実などに重点をおいた編集方針が採択されました．とくに，電気生理学や脊柱変形に関連した用語などを多く追加しています．また，索引や見出し語の整理により用語の検索機能を充実させ，用語へのアクセスをより容易で網羅しやすいものへと変更しています．

　前回と同様に，完成間近の校正刷を日本脊椎脊髄病学会の名誉会員，理事，監事，評議員，元用語委員の先生方や日本整形外科学会の用語委員会にも送り，ご意見をいただいて最終版を作成しました．

　以上の改訂作業にはある程度の労力を必要としました．しかし，初版は全くの無の状態から上梓されたもので，初版作成に携われた諸先生方の多大なご尽力に今更ながら敬服の念を禁じえません．何とかこの初版の栄誉を汚さないよう万全を期したつもりでありますが，まだまだ不備な点が残っている

かも知れません．これらにつきましては，次期以降の委員会でさらに討議を深めていただきたいと存じます．

　本書の存在が，日本脊椎脊髄病学会会員や脊椎脊髄病に携わる先生方にとって，日常診療あるいは論文作成や学会発表への一助になること，ひいては脊椎脊髄病領域におけるアクティビティの活性化へと繋がることを祈念いたします．

　最後になりましたが，用語委員会各構成員の先生方のご努力に深謝致します．また今回の改訂版の編集，出版にあたりご協力をいただいた南江堂の皆様に厚く御礼申し上げます．

　2010 年 3 月

日本脊椎脊髄病学会用語委員会

委員長　鷲見正敏

『脊椎脊髄病用語事典』第3版刊行にあたって

　1974年に始まった日本脊椎外科研究会は1990年日本脊椎外科学会に，また2001年には日本脊椎脊髄病学会へと発展してきました．

　その学会活動の1つとして，1995年に「脊椎外科用語事典」が刊行されました．各学会では用語集が多い中，あえて用語事典として用語の解説を行い，かつポケット版として会員にはその利便性から有効に使われたものと思われます．また2000年には，第1版の誤字などに修正を加え，用語の出典を文献と共に提示し，全体の信頼性を高めてきました．

　そして学会名が日本脊椎脊髄病学会すなわち外科を取った学会名になったことに伴い，用語事典には保存的治療や手術適応の少ない脊髄疾患にも解説を加える必要性が高まってきました．そこで，当時の役員，評議員にアンケート調査を行い，今までの「脊椎外科用語事典」を「脊椎脊髄病用語事典」として新しく刊行すべきとの意見にまとまりました．

　用語委員会では過去4年間，「脊椎外科用語事典」に保存的治療や手術適応の少ない脊髄疾患にも解説を加えて「脊椎脊髄病用語事典」として新しく刊行すべく準備をしてきました．用語の解説を，Ⅰ．解剖，Ⅱ．バイオメカニクス，Ⅲ．生理学，生化学，病理学，Ⅳ．病態および臨床所見，Ⅴ．画像，Ⅵ．疾患，Ⅶ．治療，Ⅷ．心理，Ⅸ．付録の順とし，疾患の章にはCとして脊髄・末梢神経疾患の項を新たにもうけました．また，心理の章には手術成績の評価法としての心理面の評価法も追加しました．以上の修正によりこの新版では「脊椎外科用語事典第2版」に比べて約100語が追加されています．

　今回は完成間近の校正刷のデータを日本脊椎脊髄病学会の理事，監事，評議員，第1・2版の用語委員など約170名に送り，日本整形外科学会の用語委員会にも本事典の刊行をお伝えし，14名の先生からご意見をいただき最終版を作成しました．そのご意見を十分には反映できなかった点もあり，それらは次期改訂のときに反映されるものと思います．

　この用語事典が，日本脊椎脊髄病学会学会員の日常診療に，あるいは論文執筆に際し少しでも役立つことを祈念いたします．

　最後に，新版の刊行にご尽力いただいた委員に深謝致します．また今回の新版の編集，出版にあたり御協力をいただいた飯島純子さんを始め南江堂の皆様に厚く御礼申し上げます．

　2005年4月

日本脊椎脊髄病学会用語委員会
委員長　里見和彦

『脊椎外科用語事典』第2版刊行にあたって

　日本脊椎外科学会が発行する脊椎外科用語事典の初版が刊行されたのは，1995年です．当時の酒匂崇用語委員会委員長が精力的に担当されました．当時，私も委員の一員でしたので，酒匂委員長のご苦労を目の当たりにしていました．

　脊椎外科が急速に発展し，全国的な交流が深まるにつれ，時に用語の統一性を欠くことがあり，なかには施設によって用語の解釈が必ずしも一致していないこともあるように感じていました．そのことが背景となって，脊椎外科学会としての見解を整理する必要性が話題になっていました．それだけに，統一した見解をまとめることは決して容易な作業でなく，時間をかけて，いろいろな議論を積み重ねて，なんとか初版に漕ぎ着けたことは，ひとえに酒匂委員長の深い熱意によります．当時としては，できるだけ早く発行して，次への発展の基礎に資するという思いでした．

　その思いを引き継いで，現在の用語委員会は改訂版の作成に取り掛かりました．初版の内容について，理事や評議員の方々からご意見などをいただき，それを基にして委員会で議論を進め，当面は初版の修正という意味合いの強い改訂版になっています．したがって，この改訂版の内容に関する基本的方針は初版と同様です．初版と同様にご活用いただければ幸いです．

　科学的考え方を進めるには，用語の定義を明確にしておくことは非常に重要です．しかし，言葉や用語は時代の変遷や概念の変化とともに流れているものであり，その意味では今回の改訂も過渡期の出来栄えであると思っています．用語については，これからも常に改訂を必要としますが，現時点での一応のコンセンサスという点で上梓いたしました．

　この間，委員の方々には非常にご尽力をいただきまして，心から感謝を申しあげます．また，今回の改訂版の編纂，出版にあたり，南江堂の方々には大変お世話になりました．厚くお礼を申しあげます．

　2000年4月

日本脊椎外科学会用語委員会

委員長　河合伸也

『脊椎外科用語事典』初版の序

このたび脊椎外科用語事典が上梓されることになり，心からお慶び申しあげます．

1991年，日本脊椎外科学会理事会において用語集の発刊が提案され，用語委員会が発足，活動が開始されました．種々の論議を経て，まず刊行主旨が決まり，以下のとおりとなりました．正しく脊椎外科領域の医学論文が書け，学会発表が行えることを目標に，脊椎外科に関する用語の選定，定義・解説を行い，曖昧な用語の用い方を正すことを第1の目的にし，整形外科医のみならず，関連領域の医師や研修医にとっても，脊椎外科の概念を学べる学習用として役立つような，用語集と事典との2つの役割をもたせるという大変欲張った主旨なので，編集を担当された委員の先生方のご苦労はなみ大抵なものではなかったと推察いたします．

また，執筆には，評議員ならびに理事，幹事の役員全員があたることになり，執筆料なしでのご協力を快諾いただきました．

事典内容は，解剖，バイオメカニクス，生理学，生化学，病理学などの基礎医学的用語から，脊椎疾患では外傷性，非外傷性をジャンル別に重要かつ繁用される用語を網羅し，病態，画像診断，治療法の領域にまで幅広く及んでいます．

しかし，学問は常に進歩しています．学術用語は常にわかりやすく，平易かつ簡素なものを志向していますから，用語集に載せる用語については常に検討を繰り返す必要があると思われます．その反面，長い伝統と歴史をもつ良い訳語などの軽率な変更は避けるべきと考えます．その意味では，用語集が完成した時から，次なる新語の採用，無用となった旧語の削除，良い訳語への改訂と伝統的訳語の尊重を念頭におき，検討を開始することになります．初版刊行と同時に次の改訂へ向けてスタートが切られるわけで，より良き用語事典に発展していくことを心から期待しております．

また，本書は多数の博識有能な用語委員会諸氏のご苦労により完成，出版の運びとなりました．ここに改めて深甚なる謝意を表する次第です．

1995年4月

第24回日本脊椎外科学会

会長　三浦幸雄

『脊椎外科用語事典』初版刊行にあたって

　日本脊椎外科学会の用語集が用語事典として，このたびようやく上梓される運びとなり，非常に嬉しく思います．用語委員会が組織されたのは，1991 年，旭川医科大学の竹光義治教授が会長であった第 20 回日本脊椎外科学会の時であり，それ以来約 4 年の年月を経ています．脊椎外科学会の用語集は，単なる用語集でなく，用語の定義や簡単な解説を付したものにすべきであるとの要望が非常に強く，そのような線に沿って用語委員会で用語の選定と編集スタイルが審議がされました．決定された基本的方針は次のごとくです．

1. 本書では，正しく脊椎外科領域の医学論文が書け，学会発表が行えることを目標に，脊椎外科に関する用語の選定，定義・解説を行い，曖昧な用語の用い方を正すことを第 1 の目的とする．

2. 研修医，関連領域の医師にとっては，脊椎外科の概念を学べる学習教育用としても使える書物となるよう基本的重要用語には，一定程度の解説・図を付け，用語集としての用途と事典としての用途を合わせもったユニークな用語事典として刊行する．

3. 見出し語は脊椎外科関連領域の論文に頻出する用語を対象とし，以下の 4 ランクに分けて簡潔に解説する．
   　　ランクA：解説の要のないもの
   　　　　　 B：50 語程度以内のもの
   　　　　　 C：150 語程度以内のもの
   　　　　　 D：150〜200 語程度以上のもの（解説のほかに必要ならば図を加えてもよい）

4. 見出し語は原則として英語とするが，頻繁に使用される英語以外の語は採択する．また，日本語用語から外国語用語を引けるようにする．

5. 日本語用語として適切なものがない場合，あるいは定着したものがない場合は無理して訳さない．また，外国人名の冠名用語の日本語訳は省略する．

6. 用語に密接に関係するものは関連用語として一緒に記載する．同時に，反意語や同義語も取りあげる．

7. 脊椎の解剖図譜を掲載する．

　次に用語を委員会で選定したのち，定義や解説の執筆を各評議員に依頼しました．内容は一定の編集スタイルになるよう努めましたが，執筆していただいた原稿の中にはそのスタイルに合わないものがあり，委員会で慎重に審議し，大幅に修正を加えたものがあります．執筆された先生からお叱りを受けると思いますが，お許しくださるようお願いする次第です．

　解剖図譜はすべて都築暢之教授に，心身症の用語は鹿児島大学心身症診療科の野添新一教授に特別に執筆をお願いしました．

　用語の審議は，日本脊椎外科学会や日本整形外科学会の学術集会の折に時間を都合して数回にわたり委員会を開き，また郵送で精力的に精緻な検討を行いました．また，会員から貴重なご意見をいただいたことに，この紙面を借りて厚くお礼を申しあげます．

　前述したように，委員会は編集に最善を尽くしたつもりですが，いまだ数数の不備や欠陥部分があるかと思います．初版本を早く形にすることが次への発展の基礎づくりになると同時に，また，責任を果たすことであると考え，各委員は出版に向けて努力してまいりました．今後，会員の積極的なご意見をいただき，この事典がより完成されていくことを切望しております．

　最後に，出版にあたりご助言とご協力いただいた南江堂に，また，編集作業にさいし，終始，助力していただいた鹿児島大学整形外科教室のスタッフの方々に深謝いたします．

　　1995 年 4 月

日本脊椎外科学会用語委員会

委員長　酒匂　　崇

凡　例

●構成
- 本書は，ジャンル別に収載された外国語用語からなる本文と，和文索引，欧文索引で構成される.

●本文
- 見出しの外国語用語はジャンルごとのアルファベット順とし，日本語訳を付けた.
- 解剖用語は，"A Glossary on Spinal Terminology" に準じて，図とともに用語のみを掲載し，解説を必要とする機能解剖用語については，他の用語と同様の扱いとした.
- 用語は他の学会用語集を参照して，整合性をもたせた.
- 略語は極力少なくし，一般に広く用いられているものに限定して取りあげた.
- 英語用語の人名の所有格符号の 's とハイフンは省略した.
- 漢字は整形外科学用語集に準じ，なるべく平易な漢字，画数の少ない書体を採用した.
    たとえば，間歇性→間欠性，彎→弯，頸→頚，攣→挛などである.

●記号
- 記号は，以下のとおりとした.
〔　〕：内の字句は省略可
〈　〉：前の字句の代わりに使用可
〖　〗：略語
【G】：ドイツ語
　☞：〜をみよ
- 同義語は＝，反意語は↔，関連語は⇒とした.

●索引
- 和文，欧文，どちらからでも引けるようにし，用語集としても使用できるようにした. 和文索引は五十音順に，欧文索引はアルファベット順に配列し，見出し語はページを太字で載せた.

参考文献

　用語の審議には多くの専門図書を参照したが，その中で主なものは下記の
とおりである．

- 日本整形外科学会（編）：整形外科学用語集 第 8 版，南江堂，東京，2016
- Dorland's Illustrated Medical Dictionary with CD-ROM, Saunders, Philadelphia, 2007
- Blauvelt CT, Nelson FRT: A Manual of Orthopaedic Terminology, 8th Ed, Mosby, St Louis, 2014
- 日本神経学会用語委員会（編）：神経学用語集 改訂第 3 版，文光堂，東京，2008
- Hoppenfeld S, Zeide MS: Orthopaedic Dictionary, Lippincott, Philadelphia, 1994
- Stedman's Medical Dictionary Illustrated, 27th Ed, Williams & Wilkins, Baltimore, 2000
- 日本医学会医学用語管理委員会（編）：日本医学会医学用語辞典，英和 改訂第 3 版，2007/和英，1994，南山堂/Web 版（第 4 版），2014 〈http://jams.med.or.jp/dic/mdic.html〉
- A Glossary on Spinal Terminology, American Academy of Orthopaedic Surgeons, Park Ridge, 1985
- 日本解剖学会（編）：解剖学用語 改訂 13 版，医学書院，東京，2007
- 金子丑之助：日本人体解剖学（全 2 巻），第 19 版，南山堂，東京，2000
- 塩田浩平ほか（訳）：グレイ解剖学原著第 2 版，エルゼビア・ジャパン，東京，2011
- Hamilton WJ, Mossman HW: Human Embryology, 4th Ed, W Heffer & Sons, Cambridge, Williams & Wilkins, Baltimore, 1972
- 越智淳三（訳）：人体解剖図説，Kahle W, Leonhardt H, Platzer W, 文光堂，東京，1979

目　次

Ⅰ．解　剖

注意を要する単−複数形

単数/複数	単数/複数	単数/複数
foramen/foramina	ramus/rami	ganglion/ganglia
vertebra/vertebrae	lamina/laminae	vas/vasa

区分名称

頚椎　cervical spine ⟨vertebra⟩
胸椎　thoracic spine ⟨vertebra⟩
腰椎　lumbar spine ⟨vertebra⟩
仙骨　sacrum
尾骨　coccyx

脊柱弯曲

頚椎弯曲　cervical curvature　頚椎前弯　cervical lordosis
胸椎弯曲　thoracic curvature　胸椎後弯　thoracic kyphosis
腰椎弯曲　lumbar curvature　腰椎前弯　lumbar lordosis
仙骨弯曲　sacral curvature　仙椎後弯　sacral kyphosis

部分名称

図1　a〜d　上位頸椎　upper cervical spine〈vertebra〉

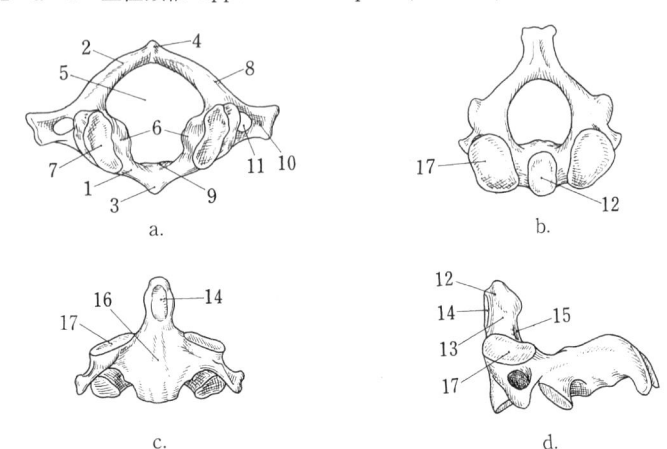

a.

b.

c.

d.

環椎 atlas（図 a）
1. 環椎前弓 anterior arch of the atlas
2. 環椎後弓 posterior arch of the atlas
3. 前結節 anterior tubercle
4. 後結節 posterior tubercle
5. 椎孔 vertebral foramen
6. 外側塊 lateral mass
7. 上関節窩 superior articular fovea
8. 椎骨動脈溝 vertebral artery sulcus or groove
9. 歯突起窩 articular facet for the dens of the axis
10. 横突起 transverse process
11. 横突孔 transverse foramen

軸椎 axis（図 b〜d）
12. 歯突起 dens, odontoid process
13. 歯突起外科頚 surgical neck of the dens
14. 歯突起前関節面 anterior articular surface of the dens
15. 歯突起後関節面 posterior articular surface of the dens
16. 軸椎椎体 body of the axis
17. 上関節面 superior articular surface

図2　a〜c　頚椎　cervical spine〈vertebra〉

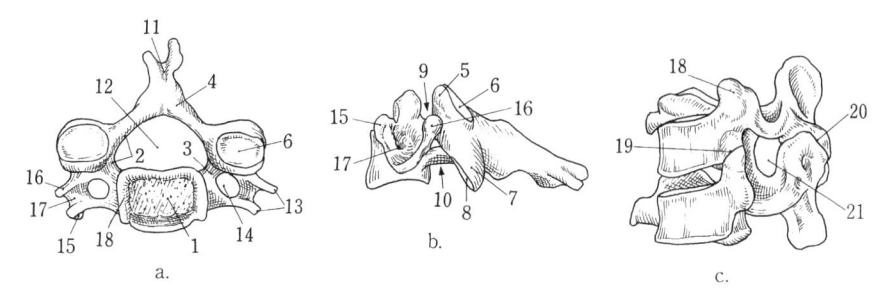

1. 椎体　vertebral body
2. 椎弓　vertebral arch
3. 椎弓根　pedicle
4. 椎弓板　lamina
5. 上関節突起　superior articular process
6. 上関節面　superior articular surface
7. 下関節突起　inferior articular process
8. 下関節面　inferior articular surface
9. 上椎切痕　superior vertebral notch
10. 下椎切痕　inferior vertebral notch
11. 棘突起　spinous process
12. 椎孔　vertebral foramen
13. 横突起　transverse process
14. 横突孔　transverse foramen
15. 前結節　anterior tubercle
　　頚動脈結節（C6前結節）carotid tubercle, Chassaignac tubercle
16. 後結節　posterior tubercle
17. 脊髄神経溝　spinal nerve sulcus
18. 鉤状突起　uncinate process
19. 鉤椎関節　uncovertebral joint（Luschka joint）
20. 椎間関節　zygapophyseal joint, facet joint
21. 椎間孔　intervertebral foramen

図 3 a〜c 胸椎 thoracic spine 〈vertebra〉

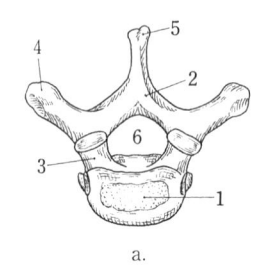
a.

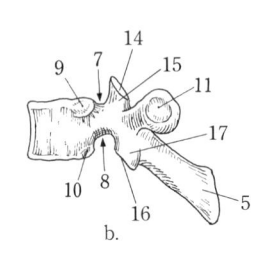
b.

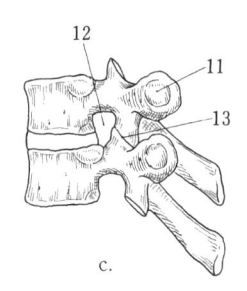
c.

1. 椎体 vertebral body
2. 椎弓板 lamina
3. 椎弓根 pedicle
4. 横突起 transverse process
5. 棘突起 spinous process
6. 椎孔 vertebral foramen
7. 上椎切痕 superior vertebral notch
8. 下椎切痕 inferior vertebral notch
9. 上肋骨窩 superior costal fovea
10. 下肋骨窩 inferior costal fovea
11. 横突肋骨窩 costal fovea of transverse process
12. 椎間孔 intervertebral foramen
13. 椎間関節 zygapophyseal joint, facet joint
14. 上関節面 superior articular surface
15. 上関節突起 superior articular process
16. 下関節面 inferior articular surface
17. 下関節突起 inferior articular process

図4　a〜c　腰椎 lumbar spine 〈vertebra〉

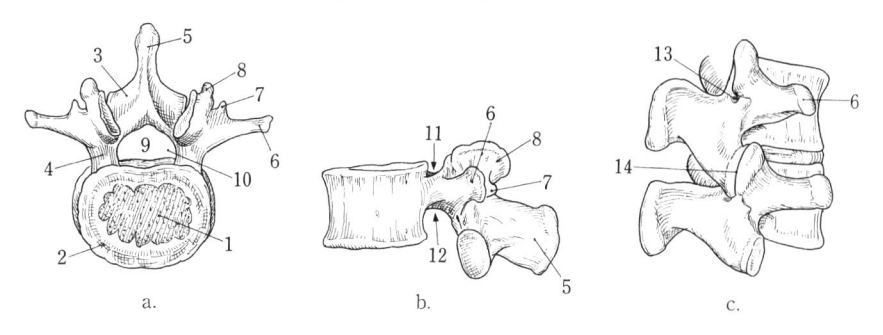

a.　　　　　　　　b.　　　　　　　　c.

1.　椎体 vertebral body
2.　椎体輪状骨端 vertebral ring apophysis
　　骨端輪 annular epiphysis
3.　椎弓板 lamina
4.　椎弓根 pedicle
5.　棘突起 spinous process
6.　横突起 transverse process*
7.　副突起 accessory process
8.　乳頭突起 mammillary process
9.　椎孔 vertebral foramen
10.　椎間孔側溝（陥凹）lateral recess of the vertebral foramen
11.　上椎切痕 superior vertebral notch
12.　下椎切痕 inferior vertebral notch
13.　関節間部 pars interarticularis
14.　椎間関節 zygapophyseal joint, facet joint

*解剖学では肋骨突起 costal process の呼称

図5　a〜d　仙骨 sacrum

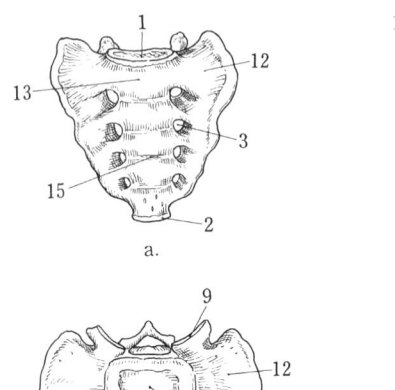

a.

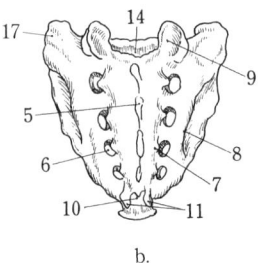

b.

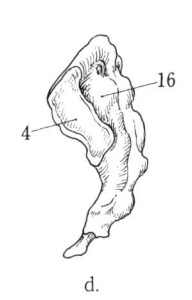

c.

d.

1.   仙骨底 base of the sacrum
2.   仙骨尖 apex of the sacrum
3.   骨盤仙骨孔 pelvic sacral foramen
4.   耳状面 auricular surface
5.   正中仙骨稜 median sacral crest
6.   後仙骨孔 dorsal* sacral foramen
7.   中間仙骨稜 intermediate sacral crest
8.   外側仙骨稜 lateral sacral crest
9.   上関節突起の上関節面 superior articular surface on the
        superior articular process
10.   仙骨裂孔 sacral hiatus
11.   仙骨角 〈岬角〉 sacral horns (cornu)
12.   外側部 lateral part
13.   仙骨岬 sacral promontory　　14.　仙骨管 sacral canal
15.   横線 transverse line　　16.　仙骨粗面 sacral tuberosity
17.   仙骨翼 ala of sacrum

*dorsal または posterior

図 6　尾骨（椎）coccyx

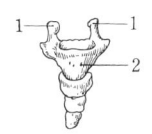

1. 尾骨角　coccygeal horns（cornu）
2. 第 1 尾椎　first coccygeal vertebra

図 7　椎間孔　intervertebral foramen（腰椎）

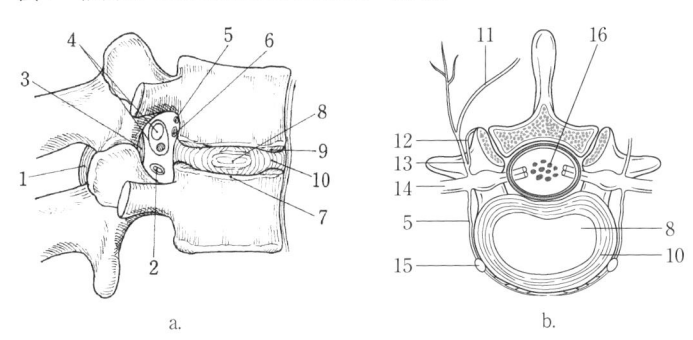

a.　　　　　　　　　　b.

1. 椎間関節関節包　articular capsule of the facet joint
2. 椎間静脈　intervertebral vein
3. 黄色靱帯　ligamentum flavum
4. 後根神経節と前根　dorsal* root ganglion and ventral** spinal root
5. 灰白交通枝　gray ramus communicantes
6. 分節動脈脊髄枝　spinal branch of the segmental artery
7. 軟骨終板　cartilaginous end-plate
8. 髄核　nucleus pulposus
9. 椎体輪状骨端　vertebral ring apophysis
10. 線維輪　an〔n〕ulus fibrosus
11. 棘突起・棘間靱帯への枝　branches of the spinous process and interspinous ligament
12. 椎間関節枝　branch for the zygapophyseal joint
13. 脊髄神経後枝　dorsal* ramus of the spinal nerve
14. 脊髄神経前枝　ventral** ramus of the spinal nerve
15. 交感神経幹　sympathetic trunk
16. 馬尾　cauda equina

*dorsal または posterior, **ventral または anterior

図8　**a,b**　頚椎靱帯　cervical spine〈vertebral〉ligaments

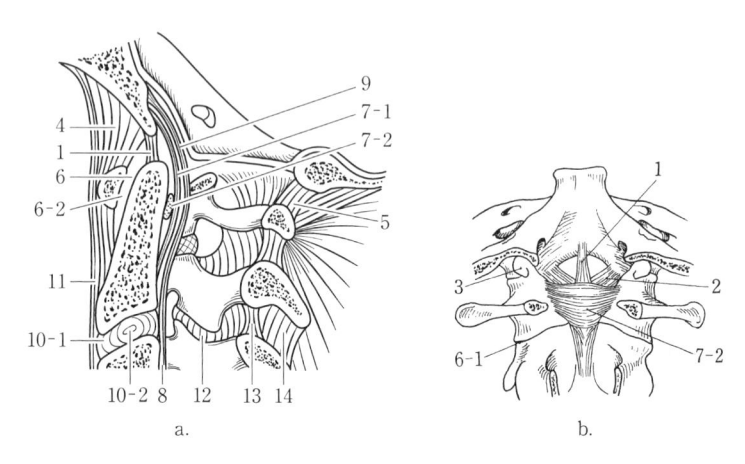

a.　　　　　　　　　　　　　　b.

1.　尖靱帯　apical ligament
2.　翼状靱帯　alar ligament（check ligament）
3.　環椎後頭関節　atlanto-occipital joint
4.　前環椎後頭膜　anterior atlanto-occipital membrane
5.　後環椎後頭膜　posterior atlanto-occipital membrane
6.　環軸関節　atlantoaxial joint
　6-1　外側環軸関節　lateral atlantoaxial joint
　6-2　正中環軸関節　median atlantoaxial joint
7.　環椎十字靱帯　cruciform ligament, cruciate ligament
　7-1　縦束　longitudinal band
　7-2　環椎横靱帯　lateral band, atlantal transverse ligament
8.　後縦靱帯　posterior longitudinal ligament
9.　蓋膜　tectorial membrane
10.　椎間板　intervertebral disc〈disk〉
　10-1　線維輪　an〔n〕ulus fibrosus
　10-2　髄核　nucleus pulposus
11.　前縦靱帯　anterior longitudinal ligament

12.　黄色靱帯 ligamentum flavum
13.　棘間靱帯 interspinal or interspinous ligament
14.　棘上靱帯 supraspinal or supraspinous ligament

図 9　胸椎部靱帯 thoracic spine 〈vertebral〉 ligaments

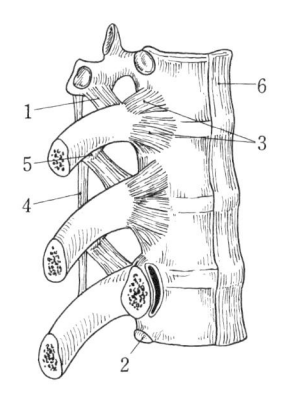

1.　上肋骨横突起靱帯
　　　superior costotransverse ligament
2.　肋骨頭関節 costocentral joint
3.　放射状肋骨頭靱帯 radiate ligament of the
　　　costocentral joint
4.　横突間靱帯 intertransverse ligament
5.　肋横突関節包 articular capsule of the
　　　costotransverse joint
6.　前縦靱帯 anterior longitudinal ligament

図 10　a,b　骨盤部靱帯 pelvic ligaments

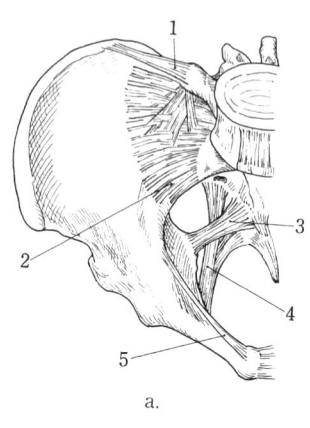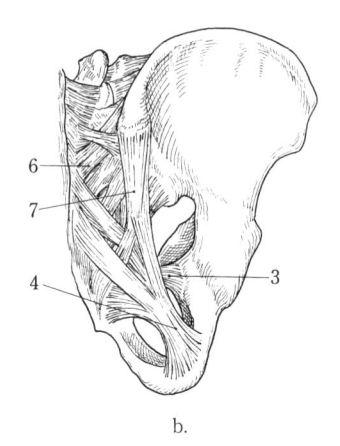

a.　　　　　　　　　　　　b.

1.　腸腰靱帯 iliolumbar ligament
2.　前仙腸靱帯 anterior sacroiliac ligament
3.　仙棘靱帯 sacrospinous ligament
4.　仙結節靱帯 sacrotuberous ligament
5.　恥骨櫛靱帯 pectineal ligament, Cooper ligament
6.　短後仙腸靱帯 short posterior sacroiliac ligament
7.　長後仙腸靱帯 long posterior sacroiliac ligament

図 11　仙・尾骨部靱帯 sacral and coccygeal ligaments

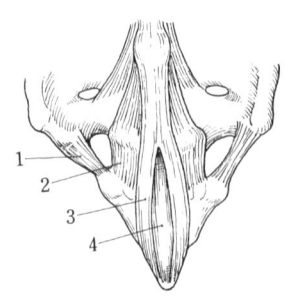

1.　外側仙尾靱帯
　　　lateral sacrococcygeal ligament
2.　短後仙尾靱帯 short dorsal*
　　　sacrococcygeal ligament
3.　浅後仙尾靱帯 superficial dorsal*
　　　sacrococcygeal ligament
4.　深後仙尾靱帯 deep dorsal*
　　　sacrococcygeal ligament

*dorsal または posterior

図 12 頚髄部の動脈 cervical cord arteries

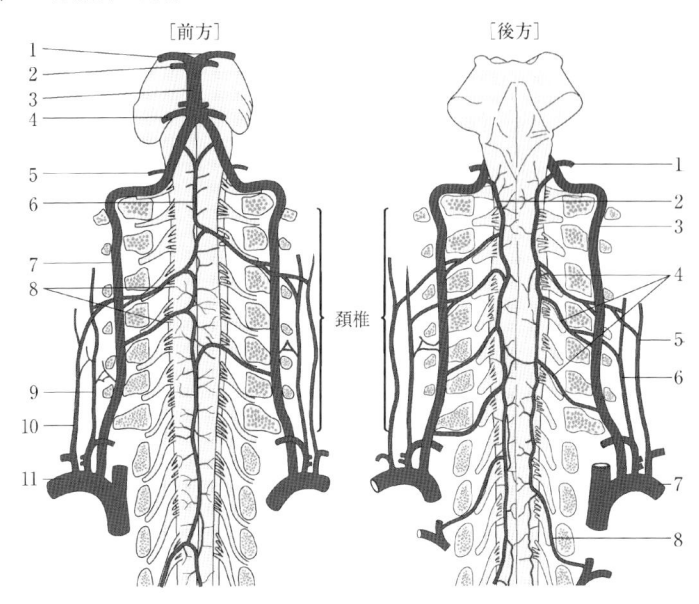

［前方］

1. 後大脳動脈 posterior cerebral artery
2. 上小脳動脈 superior cerebellar artery
3. 脳底動脈 basilar artery
4. 前下小脳動脈 anterior inferior cerebellar artery
5. 後下小脳動脈 posterior inferior cerebellar artery
6. 前脊髄動脈 anterior spinal artery
7. 椎骨動脈 vertebral artery
8. 前根髄動脈 anterior radiculomedullary artery
9. 上行頚動脈 ascending cervical artery
10. 深頚動脈 deep cervical artery
11. 鎖骨下動脈 subclavian artery

［後方］

1. 後下小脳動脈 posterior inferior cerebellar artery
2. 後脊髄動脈 posterior spinal artery
3. 椎骨動脈 vertebral artery
4. 後根髄動脈 posterior radiculomedullary artery
5. 深頚動脈 deep cervical artery
6. 上行頚動脈 ascending cervical artery
7. 鎖骨下動脈 subclavian artery
8. 後根髄動脈 posterior radiculomedullary artery

図 13　**a,b**　腰・仙椎部脊髄動脈　lumbosacral spine arteries

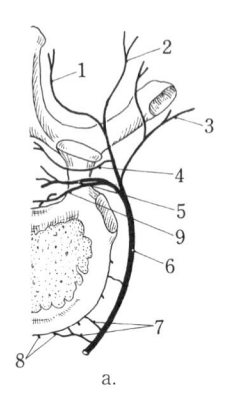 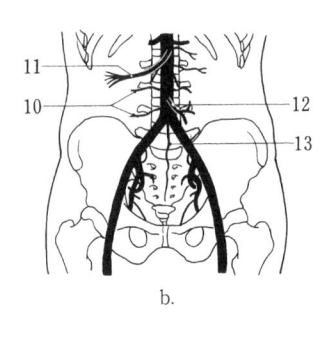

a.

b.

1.　後椎弓動脈　posterior laminar artery
2.　筋皮動脈　musculocutaneous artery
3.　肋間動脈　intercostal artery
4.　前椎弓動脈　anterior laminar artery
5.　脊髄〜神経根動脈　spinal cord and radicular arteries
6.　分節動脈　segmental artery
7.　前正中動脈　anterior central artery
8.　前椎体動脈叢　anterior vertebral plexus
9.　後正中動脈　posterior central artery
10.　腰動脈　lumbar artery
11.　上腸間膜動脈　superior mesenteric artery
12.　下腸間膜動脈　inferior mesenteric artery
13.　正中仙骨動脈　median sacral artery

図 **14** 脊髄，神経根動脈分布 spinal cord and roots arteries

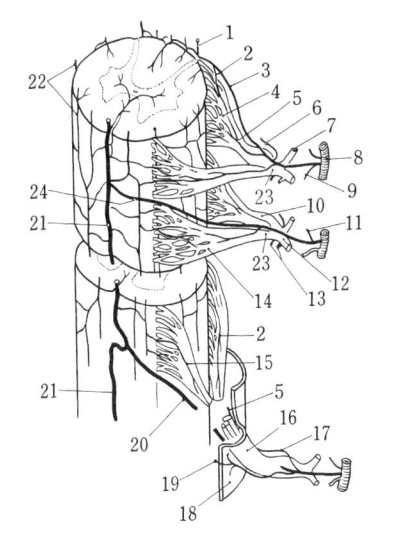

1. 後外側脊髄動脈 dorsolateral longitudinal artery
2. 後根の近位根動脈枝 proximal radicular artery（dorsal** root）
3. 後根脊髄動脈枝 dorsal** medullary artery
4. 後根 dorsal** nerve root
5. 後根遠位根動脈枝 distal radicular artery（dorsal** root）
6. 洞脊椎神経 sinuvertebral nerve
7. 脊髄神経後枝 dorsal** ramus of the spinal nerve
8. 分節動脈 segmental artery
9. 後中心動脈 posterior central artery
10. 後根神経節 dorsal root ganglion
11. 前椎弓動脈 anterior laminar artery
12. 脊髄神経前枝 ventral* ramus of the spinal nerve
13. 交感神経幹神経節への枝（白交通枝，灰白交通枝）white and gray ramus to the sympathetic ganglion
14. 前根 ventral* nerve root
15. 前根近位根動脈枝 proximal radicular artery（ventral* root）
16. 根袖（硬膜袖）root sleeve（periradicular sheath of dura）
17. 脊髄動脈後硬膜枝 dorsal** meningeal branch of the spinal artery
18. 硬膜 dura mater
19. 前硬膜叢 ventral* meningeal plexus
20. 大前根動脈 great ventral* medullary artery
21. 前脊髄動脈 anterior spinal artery, ventral* longitudinal spinal artery
22. 脊髄冠状動脈 vas corona of the spinal cord
23. 脊髄神経 spinal nerve
24. 前根脊髄動脈枝 ventral* medullary artery

*ventral または anterior，**dorsal または posterior

図 15　椎骨静脈系 venous system of the vertebra

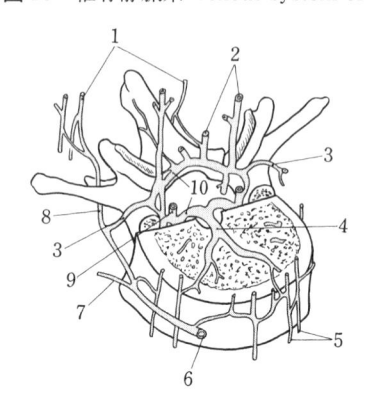

1.　後外椎骨静脈叢 posterior external vertebral venous plexus
2.　後内椎骨静脈叢 posterior internal vertebral venous plexus
3.　椎間静脈 intervertebral vein
4.　椎体静脈 basivertebral vein
5.　前外椎骨静脈叢 anterior external vertebral venous plexus
6.　分節静脈 segmental vein
7.　外側枝（腰，肋間）lateral (lumbar or intercostal) branch
8.　分節静脈後枝 dorsal* branch of the segmental vein
9.　前内椎骨静脈叢 anterior internal vertebral venous plexus
10.　内椎骨静脈叢の静脈輪 venous ring of the internal venous plexus

*dorsal または posterior

図 16　**a,b**　脊髄, 神経根　spinal cord and roots

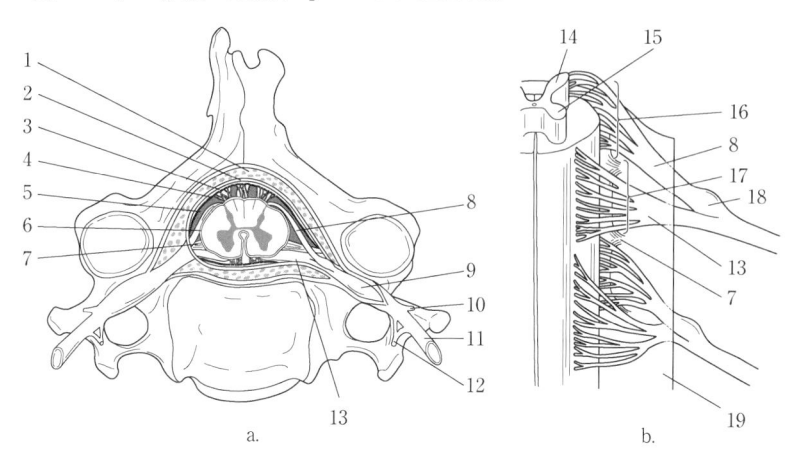

a.　　　　　　b.

1.　硬膜外腔 epidural space　　2.　硬膜 dura mater
3.　硬膜下腔 subdural space　　4.　くも膜 arachnoid
5.　くも膜下腔 subarachnoid space
6.　軟膜 pia mater
7.　歯状靱帯 denticulate ligament
8.　後根 dorsal** nerve root　　9.　神経根 nerve root
10.　脊髄神経後枝 dorsal** ramus of the spinal nerve
11.　脊髄神経前枝 ventral* ramus of the spinal nerve
12.　脊髄神経交通枝 communicating branches of the spinal nerve
13.　前根 ventral* nerve root　　14.　後角 dorsal** horn
15.　前角 ventral* horn
16.　後根糸 dorsal** rootlet
17.　前根糸 ventral* rootlet
18.　脊髄神経節 spinal ganglion
19.　硬膜 dura mater

*ventral または anterior, **dorsal または posterior

図 **16**　**c**　頚髄横断面　cross section of the cervical cord

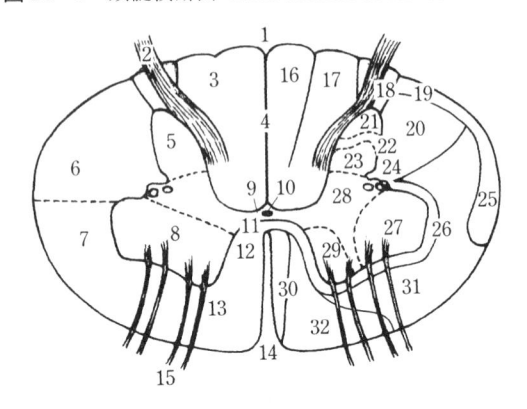

1. 後正中溝　dorsal** median sulcus
2. 後根糸　dorsal** rootlet
3. 後索　dorsal** funiculus
4. 後正中中隔　dorsal** median septum
5. 後角（後柱）dorsal** horn（posterior column）
6+7.　側索　lateral funiculus
    6. 後側索　posterolateral funiculus
    7. 前側索　anterolateral funiculus
8. 前角（前柱）ventral* horn（anterior column）
9. 後灰白交連　dorsal** gray commissure
10. 中心管　central canal
11. 前灰白交連　ventral* gray commissure
12. 白交連　white commissure
13. 前索　ventral* funiculus
14. 前正中裂　ventral* median fissure
15. 前根糸　ventral* rootlet
16. 薄束　gracile fasciculus
17. 楔状束　cuneate fasciculus
18. 背外束　dorsolateral fascicule

19. 後脊髄小脳路 posterior spinocerebellar tract
20. 錐体側索路（外側皮質脊髄路）lateral pyramidal tract（lateral cortico-spinal tract）
21. 辺縁細胞 marginal cell
22. 膠様質 substantia gelatinosa
23. 後角固有核 nucleus proprius of the spinal cord
24. 網様体 reticular formation
25. 前脊髄小脳路 anterior spinocerebellar tract
26. 固有束 propriospinal tracts
27. 運動神経細胞外側群 lateral motor cell
28. 中間質（帯）intermediate zone〔of the spinal cord〕
29. 運動神経細胞内側群 medial motor cell
30. 錐体前索路 anterior pyramidal tract
31. 前外束 anterolateral fasciculus
    脊髄視床路 lateral spinothalamic tract など
32. 内側縦束 medial longitudinal fasciculus
    前庭脊髄路 vestibulospinal tract など

*ventral または anterior, **dorsal または posterior

[Nieuwenhuys R, et al: The Human Central Nervous System. A synopsis and atlas, 3rd revised Ed, Springer, Berlin, 1988（水野　昇ほか訳：図説　中枢神経系，第 2 版，医学書院，東京，1991）より引用]

図 16　d　第 6 頚髄節　Rexed laminae〔zones〕

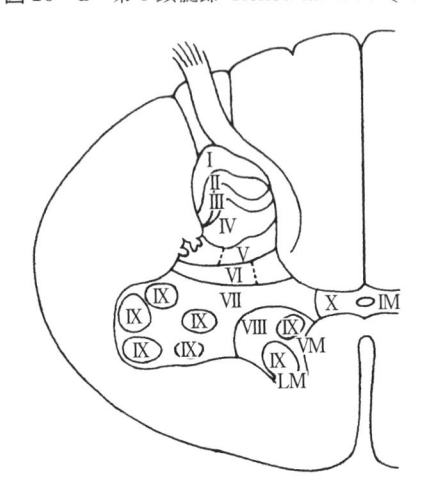

Ⅰ，Ⅱ，Ⅲ，……Ⅹ = laminae　Ⅰ，Ⅱ，Ⅲ，……Ⅹ
Ⅹ = substantia gelatinosa centralis（正中膠様質）
IM = nucleus intermediomedialis（中間内側核）
LM = nucleus lateromedialis（cervicalis, thoracalis）（外側内側核）
VM = nucleus ventromedialis（前内側核）（脊柱筋支配）

（Rexed B: J Comp Neurol **100**: 297–380, 1954 より引用）

図 17　腰椎部の神経 lumbar spine〈vertebral〉nerves

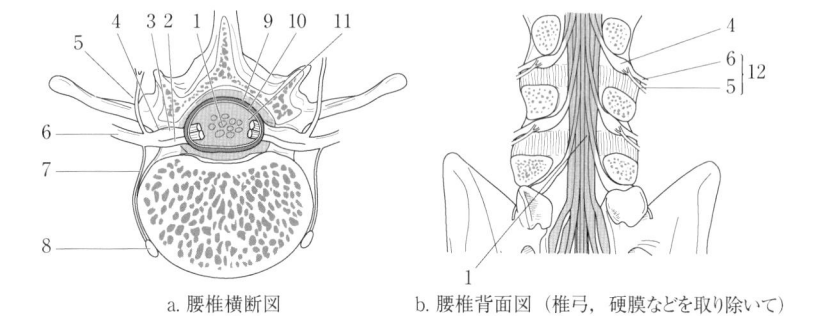

a. 腰椎横断図　　　　　　　　　b. 腰椎背面図（椎弓，硬膜などを取り除いて）

1. 馬尾 cauda equina
2. 前根 ventral* nerve root
3. 後根 dorsal** nerve root
4. 脊髄（後根）神経節 spinal（dorsal root）ganglion
5. 脊髄神経後枝 dorsal** ramus of the spinal nerve
6. 脊髄神経前枝 ventral* ramus of the spinal nerve
7. 灰白交通枝 gray ramus communicantes
8. 交感神経節 sympathetic ganglion
9. 硬膜 dura mater
10. くも膜 arachnoid
11. くも膜下腔 subarachnoid space
12. 脊髄神経 spinal nerve

*ventral または anterior, **dorsal または posterior

図 18　脊髄　spinal cord（posterior aspect）

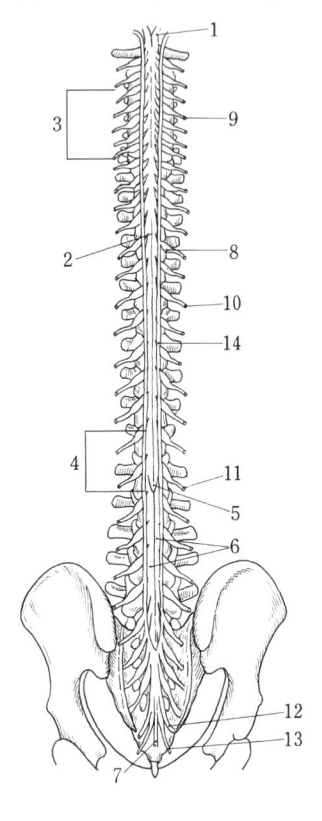

1.　延髄　medulla oblongata
2.　脊髄　spinal cord
3.　頚膨大　cervical enlargement
4.　腰膨大　lumbar enlargement
5.　脊髄円錐　conus medullaris
6.　馬尾　cauda equina
7.　終糸　terminal filum（dural filum
　　terminale）
8.　後根神経節　dorsal root ganglion
9.　頚神経　cervical nerve
10.　胸神経　thoracic nerve
11.　腰神経　lumbar nerve
12.　仙骨神経　sacral nerve
13.　尾骨神経　coccygeal nerve
14.　硬膜とくも膜　dura mater and arachnoid

図 19　脊椎形成過程　embryological development of the spinal cord

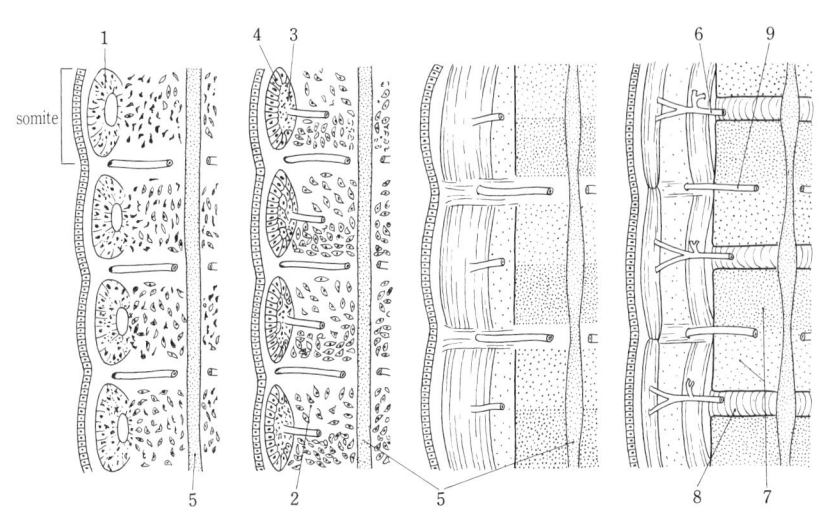

somite

a. 体節形成終期　　b. 皮節と筋節の出現　　c. 皮板と筋板への分化　　d. 皮板と筋板の分離

1.　体節　somite
2.　椎板　sclerotome
3.　筋板　myotome
4.　皮板　dermatome
5.　脊索（髄核）notochord（nucleus pulposus）
6.　神経　nerve
7.　椎体　vertebral body
8.　椎間板　intervertebral disc〈disk〉
9.　動脈　artery

註）神経と体節は segmental であり，椎体は intersegmental である．
　　a：胎生 2 週まで，b〜d：胎生 3〜4 週．

図 20　脊髄〜神経根形成過程　embryological development of the spinal
　　　cord and roots

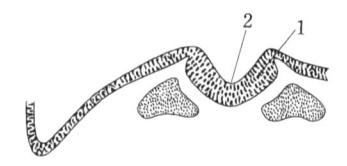

a. 神経溝形成

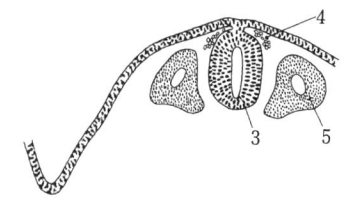

b. 神経管形成

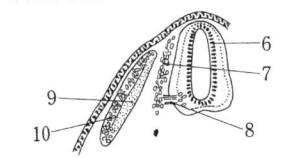

c. 皮節と筋節の出現

1.　神経板　neural plate
2.　神経溝　neural groove
3.　神経管　neural tube
4.　神経堤　neural crest
5.　体節　somite
6.　上衣　ependyma
7.　後根神経節　dorsal root ganglion
8.　脊髄前根　anterior spinal root
9.　筋節　myomere
10.　皮節　dermatomere
11.　脊髄前角細胞　anterior horn cell
12.　脊髄神経　spinal nerve
13.　交感神経細胞　sympathetic cell

a：胎生 3〜4 週，b〜d：胎生 4〜5 週.

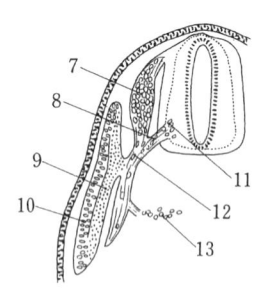

d. 脊髄神経の出現

図 **21**　脊椎の発育過程　embryological development of the spinal cord

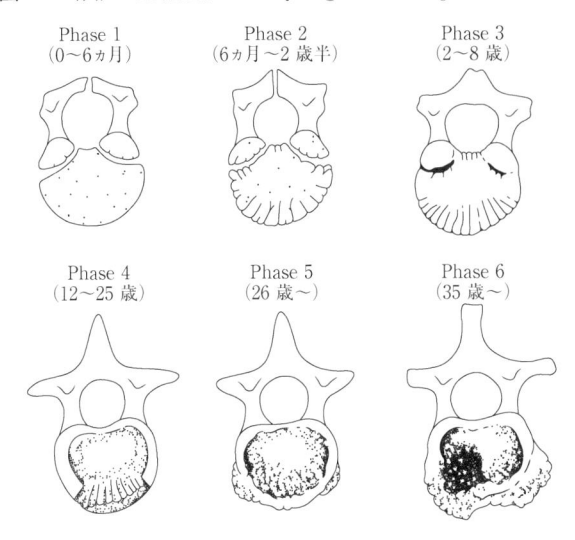

Phase 1
（0〜6ヵ月）

Phase 2
（6ヵ月〜2 歳半）

Phase 3
（2〜8 歳）

Phase 4
（12〜25 歳）

Phase 5
（26 歳〜）

Phase 6
（35 歳〜）

　脊椎の一次骨化核は，前方に 1 個，後方は左右に各 1 個ある．前方と後方の骨化核は椎弓根部付近の neurocentral synchondrosis〈junction〉で癒合する．椎体終板辺縁に二次骨化核（ring apophysis, apophyseal ring）が出現し，椎体に癒合して脊椎の骨成熟は終了する．Edelson らはこれを発育段階では 4 相に分類しているが，脊椎高位により暦年齢が多少異なる．

　　　（Edelson J, et al: Spine **13**: 21–26,1988）

図 22　腹膜，腹膜外腔横断図（上位腰椎）cross section of the peritoneal cavity and extraperitoneal space（at the level of the upper lumbar vertebrae）

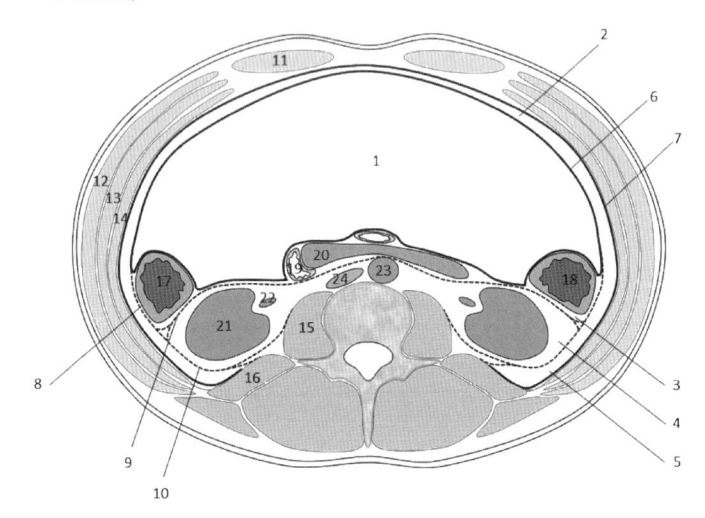

1. 腹腔（腹膜内腔）intraperitoneal space
2. 腹膜前腔 preperitoneal space
3. 前腎傍腔 anterior pararenal space
4. 腎周囲腔 perirenal space
5. 後腎傍腔 posterior pararenal space
  *注釈：後腹膜腔は前腎傍腔・腎周囲腔・後腎傍腔の 3 つのコンパートメントからなる
6. 壁側腹膜 parietal peritoneum
7. 横筋筋膜 transversalis fascia
8. 外側円錐筋膜 latero-conal fascia
9. 前腎筋膜 anterior renal fascia
10. 後腎筋膜 posterior renal fascia
11. 腹直筋 rectus abdominis muscle

12.　外腹斜筋　external abdominal oblique muscle
13.　内腹斜筋　internal abdominal oblique muscle
14.　腹横筋　transverse abdominis muscle
15.　大腰筋　psoas major muscle
16.　腰方形筋　lumbar quadrate muscle
17.　上行結腸　ascending colon
18.　下行結腸　descending colon
19.　十二指腸　duodenum
20.　膵臓　pancreas
21.　腎臓　kidney
22.　尿管　ureter
23.　下大動脈　aorta
24.　下大静脈　vena cava

図 23　腹腔，腹膜外腔横断図（下位腰椎）cross section of the peritoneal cavity and extraperitoneal space（at the level of the lower lumbar vertebrae）

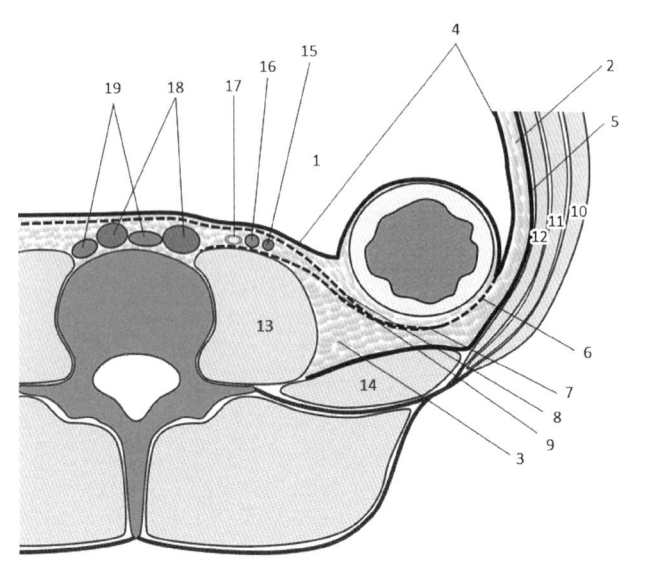

1. 腹腔（腹膜内腔）intraperitoneal space
2. 腹膜前腔　preperitoneal space
3. 後腎傍腔　posterior pararenal space
4. 壁側腹膜　parietal peritoneum
5. 横筋筋膜　transversalis fascia
6. 外側円錐筋膜　latero-conal fascia
7. 癒合筋膜　fusion fascia
8. 前腎筋膜　anterior renal fascia
9. 後腎筋膜　posterior renal fascia
10. 外腹斜筋　external abdominal oblique muscle
11. 内腹斜筋　internal abdominal oblique muscle

12. 腹横筋 transverse abdominis muscle
13. 大腰筋 psoas major muscle
14. 腰方形筋 lumbar quadrate muscle
15. 性腺動脈 gonadal artery
16. 性腺静脈 gonadal vein
17. 尿管 ureter
18. 総腸骨動脈 common iliac artery
19. 総腸骨静脈 common iliac vein

■ Adamkiewicz artery　　Adamkiewicz 動脈，大前根動脈

　　脊髄に血液を供給する根動脈を根脊髄動脈と呼び，前根脊髄動脈と後根脊髄動脈に分かれて脊髄に向かう．その中で，下部胸髄から円錐部に入る際立って太い前根動脈を大前根動脈または Adamkiewicz 動脈という．T9 ～L1 高位の左側分節動脈から分枝することが多い．
　　　（吉沢英造：整形外科 **34**: 2021-2029, 1983）
　　　（富田勝郎ほか：脊椎腫瘍の手術，医学書院，68-70, 2010）

■ carotid tubercle　　頚動脈結節

　　第 6 頚椎横突起前方部の前結節．他の頚椎のものと比べて大きく突出しているので，頚動脈直下に指先で容易に触れる．頚椎前方進入法の際に，椎体高位の判定の目印となる．
　　＝　**Chassaignac tubercle**

■ cord root complex　　脊髄-神経根複合体

　　脊髄前角からは前根糸が出て前根へとつながり，後根は後根糸に分岐し脊髄後角に入る．この脊髄と神経根との接合部分から神経根を含めたもの．臨床的に前方の脊髄-神経根複合体のみの障害は特殊な運動感覚解離型の症状をきたし，罹患髄節の運動は障害されるが，感覚は保持される．

■ disc 〈disk〉 space　　椎間板腔

　　画像上の椎体間のスペースで，椎間板が存在する部分．
　　＝　**intervertebral 〔disc〕 space**

■ dorsal root ganglion 〔DRG〕　　後根神経節

　　前根と後根は硬膜袖の中で伴走し，後根は椎間孔付近で後根神経節を形成する．後根神経節は細胞成分を多く含んでいる．後根神経節より末梢で前根と後根が合体し，末梢神経である脊髄神経となる．
　　＝　**spinal ganglion**　脊髄神経節

▌end-plate　　終板

　椎体頭尾側の皮質骨面を覆っている厚さ 1〜2 mm の軟骨組織．椎体側は硝子軟骨で髄核側は線維輪のコラーゲン線維が入り線維軟骨で形成される．無血管組織である椎間板への栄養補給経路として重要である．

▌Hahn cleft（vertebral nutrient canal）

　椎体の骨化に先立ち，脊椎の前方および後方中央部から血管が侵入し，椎体中心の一次性骨化を促進する．血管の出入部は成長期の脊椎側面 X 線像で，椎体前縁中央部に陥凹として描出され，これをさす．
　　（Hahn O: Fortchr Röntgenstr **29**: 211, 1922）

▌intervertebral disc〈disk〉　　椎間板

　軸椎から第 1 仙椎にいたる各椎体間に存在する円板状の軟骨組織．脊柱の支持性，可動性を担い，緩衝作用も有する．中心にはゲル状の髄核があり，周辺は線維軟骨の線維輪，上・下は硝子軟骨の軟骨終板からなり，椎体間を連結している．髄核はムコ多糖蛋白複合体を主成分にし，きわめて親水性であり，出生直後は 80％以上の多量の水分を含むが，加齢につれ水分を失うため，20 歳以降になると椎間板の変性が進行する．

▌lateral mass　　外側塊

　環椎はリング状を呈していて，前弓，後弓，そして外側に位置する外側塊からなっている．外側塊は，その上・下関節窩でそれぞれ環椎後頭関節と外側環軸関節を形成する．内側に横靱帯が付着し，外側に椎骨動脈の通る横突孔がある．また，外側塊の名称は環椎以外の頚椎についても使用されている．この場合，背側から観察した頚椎椎弓の外側で椎弓から椎間関節への移行陥凹部を内側縁とし，頭尾側を上下の椎間関節面に挟まれた外側縁にいたる塊を外側塊と呼ぶ．前方内側は椎弓根を介して椎体とつながり，前縁は椎間孔の後壁を形成している．

▌lateral recess　〔椎管〕外側陥凹

　脊柱管の側方部分で，前方を椎体後面，外側を椎弓根，後面を上関節突起に囲まれた漏斗状を呈し，ここを神経根が走行する．椎弓根近部で狭く，椎間関節の変性肥厚が加われば，神経根の絞扼をきたす．

▌nerve root　神経根

　中枢神経系から出た末梢の神経組織であり，前根と後根から構成される．解剖学的には神経外膜を欠き，神経根鞘に覆われている硬膜内の部位をさすが，臨床的には硬膜分岐部から後根神経節の末梢までの部分を神経根と呼ぶことが多い．

　　⇒　**exiting nerve root**：腰椎部では硬膜から出た各神経根は脊柱管内を尾側に走行し椎間孔から外に出るために，各椎間板高位に2本存在する．脊柱管内を尾側に走行する神経根を traversing nerve root，椎間孔から外に出た神経根を exiting nerve root と呼ぶ．たとえば L4/5 高位であれば L4 が exiting nerve root，L5 が traversing nerve root となる．

▌nerve root canal　神経根管

　神経根の硬膜嚢からの，分岐部から椎間孔出口までの間の通過管．前面は椎間板および椎体，後面は黄色靱帯，椎弓および関節突起間部で，内側は硬膜嚢，外側は椎弓根で形成される．

▌occipitoatlantoaxial complex　後頭環軸椎複合体

　上位頚椎の環椎と軸椎は，後頭骨と機能的に1つの単位として一体になって動く複合体を形成している．Translation と rotation の複合した運動をする．頚椎の中で最大の可動性を有する．それぞれの運動は，各骨間の特異的な関節の形態や支持靱帯などに依存する．

▌pars interarticularis　関節〔突起〕間部

　椎骨の上関節突起と下関節突起の間の部分．垂直方向に向いた椎弓と，水平に突き出ている椎弓根の接合部に当たる．この部分に亀裂や癒合不全をきたし分離〔症〕が発生する．

　　＝　**interarticular portion, isthmus**

■ rule of thirds　　三分割法則

環椎の椎孔前後径（前弓後縁‒後弓前縁間距離）は三等分すると，それぞれ，①歯突起，②脊髄，③余裕スペースに相当し，これを三分割法則という．したがって環椎横靱帯断裂に代表される種々の環椎前方不安定症の際に，その転位が環椎前後径の1/3（通常 10 mm 程度）までの範囲であれば，脊髄の圧迫は免れる可能性が高い．

（Steel HE: J Bone Joint Surg **50**‒**A**: 1481‒1482, 1968)

＝　**Steel rule of thirds**

■ segmental artery　　分節動脈

体幹の主幹動脈から各高位ごとに，分枝する左右の小動脈．椎体，椎弓など椎骨および傍脊柱筋に分布する．一部は根動脈となり，脊髄の血行を司る．頚椎では主に椎骨動脈から，胸腰椎では大動脈から分枝する．

■ sinuvertebral nerve　　洞脊椎神経

脊椎の各高位で，脊髄神経から分岐し，再度脊柱管内に入り，髄膜，前縦靱帯，後縦靱帯，椎間板表層，脊柱管内血管に分布し，感覚を司る．脊椎病変に由来する局所の痛みや，筋緊張などの症状の発現に関与するといわれる．

■ spinal nerve　　脊髄神経

脊髄の全長にわたり，左右，両側の前外側溝と後外側溝から根糸という細い糸状の神経線維束が出ている．根糸は各髄節ごとにさらに数本ずつ集まって束をなし，前根と後根とになる．前根と後根は別々の硬膜鞘に包まれ，後根神経節を越えたところで合流し脊髄神経となり，椎間孔から出る．この脊髄神経は長さ約 1 cm 程の所で，細い後枝と太い前枝に分かれる．

☞　**dorsal root ganglion**〔**DRG**〕　後根神経節

▌uncovertebral 〈neurocentral〉joints of Luschka　　鉤椎関節

　頚椎椎体上面外側の鉤突起と上位隣接椎体下面外側部が形成する関節様構造．頚椎の安定に関与している．椎間板変性に伴う同部の骨棘形成は，椎間孔の狭小化をもたらす.

　＝　**Luschka joint　Luschka 関節，uncovertebral joint**

▌venous system of the vertebra　　椎骨静脈系

　脊柱の静脈系は内・外の 2 系統に分けられる．内側系は脊柱管内の硬膜外腔に分布し，椎体内の静脈洞と連絡している．これらの静脈系の壁は薄く静脈弁を欠き，低圧である．Batson はサルの実験で，下大静脈を圧迫して血行を止めると，血液は腰椎静脈を経て椎骨静脈叢下部に流入することを，また上大静脈の血行を止めると血液は肋骨静脈を経て椎骨静脈叢上部に流入，下行することを観察した．このようにして，椎骨静脈叢は側副循環として悪性腫瘍や細菌の脊椎への転移路を形成しており，臨床的に注目されている．たとえば上述のような機序で，前立腺癌は腰椎部に，乳癌は胸椎部に転移しやすい.

　　（Batson OV: Ann Surg **112**: 138, 1940）

　＝　**Batson plexus**

　＝　**vertebral venous system**

▌vertebral〔spinal〕canal　　脊柱管

　各椎骨の椎孔が上下に連なって脊柱管を形成する．脊髄髄膜に囲まれた脊髄・馬尾が内在している．脊柱管の腹側面は椎体後壁であり，椎間板と後縦靱帯で連結され，背側面は椎弓で，黄色靱帯で連結されており，側面は椎弓根であり，椎間孔から神経根が出入する.

II. バイオメカニクス

▍bending moment　曲げモーメント

固体の断面に働く法線応力のモーメントの総和をさす．作用させた力と作用点からの最短距離とを乗じた量で表す．単位は Nm．たとえば，木の枝の先に子供が乗っていると，枝の曲げモーメントは幹から分かれた枝の基部で最大となり，子供のいる枝の部分で 0 となる．

▍center of gravity　重心

地球の引力により，物体の各部分に及ぶ重力の総和が働くと考えることができる中心点を重心といい，質量中心である．

▍clinical instability　臨床的不安定性

生理的な負荷のもとで，すなわち明らかな神経障害，著しい変形，耐えがたい痛みを伴わない状態で，脊椎が本来の安定性を維持できなくなった状態．不安定性の言葉を用いる場合には各部位においてあらかじめ定義しておく必要がある．

　(White AA III, et al: Clinical Biomechanics of the Spine, 2nd Ed, Lippincott, Philadelphia, p278-378, 1990)

▍elasticity　弾性

外力により変形した物質が，外力を除くと元に戻る性質をいう．応力とひずみの関係が直線的である場合，応力とひずみの比を弾性係数（Young率，E）といい，材料によって異なる．

　↔　**plasticity**　〔可〕塑性

finite element method 〔FEM〕　　有限要素法

　数値解析法の 1 つで，複雑な形状や性質をもつ物体を有限要素と呼ばれる多数の領域に分割し，各有限要素に比較的簡単な特性を与えて全体の近似値を求めようとする手法．有限の境界で閉じられた面または空間を有限の部分領域にメッシュ分割し，それに適当な破損特性と適当な弾性特性（弾性係数，剛性率，Poisson 比）を割り当てる．

functional spinal unit 〔FSU〕　　脊柱機能単位

　生体力学的に，隣接する 2 つの椎骨とこれらを連結する椎間板・靱帯群を 1 つの運動機能単位とみなし脊柱機能単位という．前方は椎間板（synchondrosis），後方は 1 対の椎間関節（diarthrosis），さらに全体は靱帯（syndesmosis）で連結された複合関節で，屈伸，側屈，回旋などの 3 次元的動きが可能である．

　　＝　**motion segment　可動区分**

instant axis of rotation 〔IAR〕　　瞬時回転軸

　剛体が一平面上を微小時間内に回転運動するとき，どの瞬間にもその移動する剛体に対し，剛体の内か外のどこかに不動の 1 点が存在する．これは剛体の異なる 2 点のそれぞれについて移動前後の位置を結んだ直線に対して立てた垂直二等分線の交点として求められる．この 1 点から運動平面に対して立てた垂線をその瞬間の瞬時回転軸という．

　瞬時回転軸は付図のごとく A1・A2 と B1・B2 の垂直二等分線の交点として決定される．A1・A2，もしくは B1・B2 と瞬時回転軸のなす角度 θ が回転角度である．一平面上の剛体の動きはすべて，この瞬時回転軸の位置と回転角度で定義される．

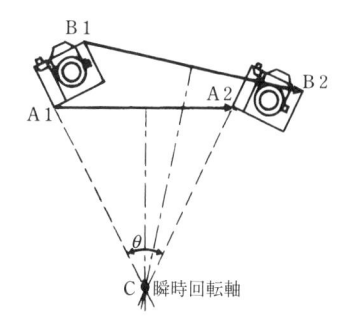

(White AA III, et al: NINCDS Monograph〔No. 15〕, US Department of Health, Education and Welfare, Washington DC, p93, 1975)
(White AA III, et al: Clinical Biomechanics of the Spine, 2nd Ed, Lippincott, Philadelphia, p88-89, 1990)

▍intradiscal〈intradiskal〉pressure　　椎間板内圧

椎間板髄核は上下を軟骨終板，周辺を線維輪により密閉されており，ここに発生する圧をいう．椎間板内圧は臥位においても，筋緊張などから常に圧（固有内圧）が発生しており，姿勢などによって大きく変化する．L3/4 椎間板内圧の測定結果は，立位で体重の約 1.5 倍，坐位または前屈位で 2.5 倍，20 kg の重量物を持った立位では 3 倍に達する．

（Hirsch C: J Bone Joint Surg **37-A**: 1188-1196, 1955）

▍kinematics　　運動学

力や質量を考慮しない物体運動に関する幾何学的解析を行う．運動の最中における加速度力学の一部門で，速度および変位などを取り扱う．

▍kinetics　　運動力学

与えられた力の下で物体がどのような運動をするのか，規定された運動をするためにはどのような力が必要かなどを扱う学問である．身体の運動において，身体に加わった力と，それにより身体に生じる変位などとの関係を研究する力学である．

◾load-deformation curve　　荷重変形曲線

物体がある方向に負荷を受けたとき，その物体に生じる変形量をプロットした曲線．この曲線は物体のもつ力学的特性を示している．

　⇒　**stress-strain curve　応力ひずみ曲線**：物体にかかる断面積あたりの負荷（応力）と，それに　より生じる物体の原形に対する変形量（ひずみ）の関係を示す曲線．

◾motion center　　運動中心

脊椎の動きを，前後屈（X 軸），左右回旋（Y 軸），左右側屈（Z 軸）に分解し，各々平面上の動きとしてとらえる．その運動中心は，移動した異なる 2 点が示す軌跡の垂直二等分線の交点として求められる．

　⇒　**instant axis of rotation〔IAR〕　瞬時回転軸**

◾pincer mechanism　　はさみ込み機構

頚椎症性脊髄症において，脊髄を圧迫する動的因子の 1 つ．頚椎を伸展すると，椎間板・後縦靱帯が後方に膨隆し，椎弓間の黄色靱帯が前方に膨隆して，前・後方向から硬膜管・脊髄を圧迫し，症状が生じる．その機構は，Kaplan（1950），Taylor（1951, 1953）により示唆され，Schmorl（1962）が pincers mechanism と呼んだ．椎体の後方すべりがある場合に著明となる．

　　　（Kaplan L, et al: Brain **73**: 337–345, 1950）
　　　（Taylor AR: J Bone Joint Surg **33**–**B**: 543–547, 1951）
　　　（Penning L: Functional Pathology of the Cervical Spine. Excerpta Medica, Amsterdam, 1968）

＝　**dynamic stenosis　動的狭窄**：脊柱管前後径は後屈で，上位椎体後下縁と下位椎弓上縁の間で狭くなる特徴を有し，これを動的狭窄という．とくに可動域の大きい頚椎，腰椎部では，脊髄・神経根圧迫の原因となる．

　　　　　（片岡　治：臨整外 **10**: 1133–1143, 1975）

　＝　**pincer effect**

▊plasticity　〔可〕塑性

物体にかかる応力の大きさが物体の弾性限界を超えると，外力を除いても永久に変形が残存する物質の性質．破壊されることなしに生じるこのような変形を〔可〕塑性変形という．

↔　**elasticity**　弾性

▊Poisson effect　　Poisson効果

ポアソン効果．材料引っ張り試験で，荷重方向とともに，その垂直方向に圧縮ひずみが出現する現象のことをいう．Poisson比＝横ひずみ（％）/縦ひずみ（％）として表す．

▊rigidity　　剛性

変形に対する抵抗力の大きさ．剛性率は剪断応力の剪断ひずみに対する比（G）として定義される．

▊strain　　ひずみ

材料工学・材料力学において材料の形状変化（変形）のことをいう．垂直に変化するひずみを垂直ひずみ（長さの変化/長さ），剪断に起きるひずみを剪断ひずみ（ねじれの角度，ラジアン単位）という．

▊stress　　応力

物体の内部に生じる力の大きさや作用方向を表現するために用いられる物理量である．連続体内部に定義した微小面積に作用する単位面積あたりの力として定義される．単位は，N/m^2であり，国際単位系では$1\,N/m^2$を1パスカル（Pa）と呼ぶ．さらに，表面に垂直に作用する力の成分を垂直応力（normal stress）と表面に平行に作用する剪断応力（shear stress）とに分ける．

⇒　**stress shielding**　応力遮蔽

▊stress shielding　　応力遮蔽

内固定材料などによって骨にかかる応力が遮蔽された状態になると，骨を維持するためのリモデリングに十分な刺激がなくなる．その結果，骨萎縮が起こり脆弱化する．

▌viscoelasticity　　粘弾性

　弾性は外力により変形した固形物質が外力を除くと元に戻る性質であり，粘性は流体が変形させられるときに抵抗する性質である．粘弾性とは粘性と弾性の両方を合わせた性質で，基本的に生体組織を含むすべての物質がもつ．弾性は基本的には時間と無関係であるが，粘弾性は変形が時間に依存したり，変形に対する応力が時間とともに変化する性質をもつ．

Ⅲ．生理学

▮action potential　活動電位

　神経や筋は興奮性細胞膜を有しており，全か無かの法則（all-or-none principle）に従って電位変化を起こす．膜電位の負電位を大にする方向に電流を流して細胞膜を過分極させても，細胞膜の興奮はみられない．反対に膜電位を減ずる方向，すなわち脱分極させる方向に電流を流すと，膜電位の減少がある閾値を超えたときに，急激な脱分極が起こり，最終的に細胞内電位は一過性に陽性電位となったのちに，元の静止電位に復分極する．このような一連の電位変動の過程が活動電位である．

▮amplitude　振幅

　活動電位の最大電位差で，基線から頂点あるいは頂点間を計測する．

▮blood-brain barrier　血液脳関門

　脳には，血液中の物質の脳内への移行を選択的に規制する機構がある．これは恒常的なものではなく，脳内外の条件により変化する．この血液脳関門を形成するものは，毛細血管内皮細胞と毛細血管を取り巻く膠細胞の膜である．同じく中枢神経である脊髄にも同様の関門が存在しており，脊髄の内部環境を維持する重要な機構となっている．

　⇒　**blood-spinal cord barrier**　血液脊髄関門

▮central motor conduction time〔CMCT〕　中枢運動伝導時間

　経頭蓋磁気刺激により導出された誘発筋電位潜時と末梢潜時の差より求めた運動系索路中枢伝導時間．脊髄症の評価に使用される．

▮compound muscle action potential〔CMAP〕　複合筋活動電位

　末梢神経を電気刺激して筋電図を体表面から記録する場合は，針筋電図で記録されるような運動単位の活動電位とは異なるものであるので，運動単位電位〔MUP〕と区別するために，複合筋活動電位〔CMAP〕と呼ばれている．M波はCMAPである．

▌demyelination　　脱髄

　　有髄神経の構成要素である髄鞘が脱落・欠損した状態. 髄鞘は非常に高い抵抗, 非常に低い電気容量をもち, 跳躍伝導により速い伝導速度が生じる. 脱髄に陥ると, その程度に応じて伝導速度の低下や伝導遮断が生じる.

▌denervation potential　　脱神経電位

　　脱神経が起こった筋肉の安静時筋電図で認められる自発放電電位のことであり, 線維自発電位と陽性鋭波が代表的な異常波形である.

▌duration　　持続〔期間〕

　　①個々の電位波形の持続は最初の振れを起始として, そこから基線へ最終的に戻る点の間隔をさす. 波形の一部を持続して測定するときは, その2点を明記する.
　　②単一刺激の持続は, 電流ないし電圧が加えられた時間をいう.

▌electromyography〔EMG〕　　筋電図

　　筋電図は脊髄前角細胞以下, すなわち, 運動ニューロン, 軸索, 神経筋接合部, 筋の状態を反映する. この検査には, 針電極筋電図, 表面電極筋電図がある. 筋線維の活動電位を記録する方法.
　　☞　action potential　活動電位

▌evoked potential　　誘発電位

　　感覚受容器や神経, 脳, 脊髄, あるいは筋肉の特定部位に刺激を与えたときに, 一定の時間関係で誘発される電位.
　　⇒　motor evoked potential〔MEP〕　運動誘発電位
　　⇒　somatosensory evoked potential〔SEP〕　体性感覚誘発電位
　　⇒　spinal cord evoked potential〔SCEP〕　脊髄誘発電位

▌F wave　　F 波

　遠位の末梢神経を最大上刺激で刺激すると，H 波と同様の潜時に小さな筋活動電位が記録できる．これを F 波と呼ぶ．F 波は α 運動ニューロンを逆行性に伝わった刺激が，運動神経細胞を刺激し発火した結果であり，刺激部位よりも近位にある α 運動ニューロン，前根や脊髄前角の機能を評価できる．

▌far-field potential　　遠隔電場電位

　記録電極から離れた深部あるいは遠位部で発生し，容積伝導（volume conduction）によって広汎に広がる生体活動電位をいう．たとえば，正中神経を手関節で刺激し，頭皮から導出される成分のうち P9，P11，P13，P14，N17 などの短潜時成分をさす．

▌fasciculation potential　　線維束電位

　線維自発電位と同じように，安静時に不規則に出現する電位であるが，波形は運動単位電位〖MUP〗と類似したものになる．筋肉の神経原性変化を示す所見である．

▌fibrillation potential　　線維自発電位

　脱神経が起こった筋肉で安静時に認められる電位で，振幅が小さく，持続時間の短い電位が不規則な時間間隔で出現するものである．末梢神経損傷では受傷後 2 週以降で出現するとされている．

▌frequency　　周波数

　反復波形の 1 秒間における全サイクルの数．単位は，Hertz または cycle per second（c/s）である．
　　☞　**Hertz〖Hz〗　ヘルツ**

▌H wave　　H 波

　末梢神経の電気刺激によって筋紡錘由来の Ia 線維が刺激され，脊髄に興奮が達し，シナプスを介して α 運動ニューロンが刺激され，その結果生じる筋電図を H 波と呼ぶ．脊髄の反射弓の活動をみることができる．こ

の反射現象を初めて報告した Hoffmann の名をとって H 反射，H 波と呼ばれている．刺激の強度を徐々に上げていくと，最初に H 波が出現し，刺激の増大とともに H 波の振幅も増大するが，さらに上げると M 波が出現し，M 波の増大につれて H 波は振幅が減少し消失する．

▍Hertz〔Hz〕　ヘルツ

周波数の単位．1 秒ごとのサイクル数と同じ．ドイツの物理学者 Hertz に由来する．

▍high-amplitude potential　高振幅電位

随意収縮時の筋電図で運動単位の活動電位が正常よりも振幅が大きく，持続時間が長い電位を高振幅電位または giant spike と呼ぶ．診断基準は統一されていないが，一般的には peak to peak で振幅 3 mV 以上とされている．随意収縮時筋電図における神経原性パターンの特徴的な所見の 1 つである．発現機序としては，運動神経細胞が脱落し，その細胞が支配していた筋線維を近傍の健常な神経線維によって再支配されることにより，運動単位に属する筋線維の数や分布が大きくなるため，振幅が増大し持続時間が長くなると考えられている．

　　＝　giant spike

▍latency　潜時

末梢神経を電気刺激し M 波を記録する際，刺激の開始から M 波の最初の振れまでの時間を潜時と呼ぶ．潜時は刺激部位から筋肉までの神経線維を興奮が伝導する時間と，神経筋伝達に要する時間と，終板電位発生から筋活動電位が発生し筋線維に沿って興奮が伝播し記録電極で記録されるまでの時間の合計である．

▍M wave　M 波

末梢神経の電気刺激により，α 運動ニューロンが興奮することによって引き起こされる筋肉の活動電位を M 波という．M 波の由来には muscle ないしは Magladery（人名）の 2 説ある．

▌magnetic stimulation　　磁気刺激

　磁気刺激における刺激のメカニズムは電気刺激とは異なり，神経を直接磁気によって刺激するものではない．コイルに高出力のパルス電流が流れると，コイルを中心に変動磁界が生じる．この変動磁界によって，生体内に渦電流が誘起され，この誘起された渦電流が神経を刺激する．

　⇒　**electrical stimulation**　電気刺激

▌motor evoked potential〔MEP〕　　運動誘発電位

　大脳運動野から脊髄α運動ニューロンにいたる直接または間接的下行性経路のどこかを刺激して導出される神経活動電位あるいは筋活動電位で，刺激方法には電気刺激法と磁気刺激法がある．

　⇒　**muscle action potential**　筋活動電位

　⇒　**sensory evoked potential**　感覚誘発電位

▌motor point　　運動点

　電気刺激を皮膚上から行うとき，筋の収縮がもっともよく起こる皮膚上の限局した部分．

▌motor unit potential〔MUP〕　　運動単位電位

　1つの運動神経細胞とそれに支配される筋線維すべてをまとめて運動単位（motor unit）または神経筋単位（neuromuscular unit）〔NMU〕と呼び，随意収縮時に記録される1つの単位の活動電位を運動単位電位と呼ぶ．振幅は $4,100\,\mu V \sim 2\,mV$ で，持続時間は $5 \sim 10\,msec$ の電位で，大部分は3相性以下である．

▌myogenic discharge　　筋原性筋放電

　筋電図検査における筋線維の変性・壊死などの障害を示す電位の総称．低振幅，短持続，多相性の運動単位および運動単位電位の数と発火率が増加している状態をさす．しかし，これらは必ずしも，病態を正確に反映しているわけではない．

　⇒　**neurogenic discharge**　神経原性筋放電

■near-field potential　　近接電場電位

　記録電極の近傍で発生した生体活動電位. たとえば, 正中神経を手関節部で刺激し, Erb 点, 頚部, 頭皮から得られる誘発電位のうち, 前二者が当てはまる. なお, 臨床電気生理学で記録される電位は, すべて発生源からある程度の距離を経て記録されるので, 近接電場電位と遠隔電場電位の境界は明確でない.

■nerve conduction velocity〔NCV〕　　神経伝導速度

　神経線維の活動電位の伝導性を, 速度で表したもの. 筋活動電位の潜時を指標とする運動神経伝導速度と, 感覚神経活動電位の潜時を指標とする感覚神経伝導速度がある. 伝導速度は, 神経線維の太さや, 有髄・無髄の種類によって異なる.

　　　=　**motor nerve conduction velocity　運動神経伝導速度**
　　　=　**sensory nerve conduction velocity　感覚神経伝導速度**

■neurogenic discharge　　神経原性筋放電

　筋電図検査における下位運動ニューロン障害を示す電位の総称. 異常な高振幅, 長持続, 多相性の運動単位電位, および速い発火率をもつ運動単位数の減少を伴う漸増パターンなどがある. しかし, これらは必ずしも, 病態を正確に反映しているわけではない.

　　　⇒　**myogenic discharge　筋原性筋放電**

■neurotransmitter　　神経伝達物質

　神経細胞の興奮により, シナプス細胞から遊離される種々の化学物質. あるニューロンとそれに隣接するニューロン, または奏効細胞との間に存在する化学シナプス（chemical synapse）において, 情報伝達に関与する. 伝達物質としては, アセチルコリン, カテコラミン, セロトニン, グルタミン酸, GABA（gamma-aminobutyric acid）などが知られている.

　　　=　**chemical transmitter　化学的伝達物質**

▌polyphasic potential　　多相性電位

運動単位の活動電位波形が4相性以上のものを多相性電位という. 随意収縮時筋電図における神経原性パターンの特徴的な所見の1つである. 末梢神経障害では5相性以上で持続時間が長いものが多いが, 末梢神経障害では神経線維の伝導性が異なるので, 筋線維の興奮が時間的にずれるため多相性になり持続時間が長くなるとされている.

▌positive sharp wave　　陽性鋭波

脱神経が起こった筋肉に安静時認められる電位で, 持続時間が長い陽性電位が規則的に出現するものである. 末梢神経損傷以外では多発性筋炎でも認められる.

▌potential　　電位

2点間の電荷の差によって生じる物理学的変数. 単位はvolt. 通常, 生体における電位は, 細胞膜の内外での電荷の差に起因する.

▌sensory nerve action potential〔SNAP〕　　感覚神経活動電位

神経を刺激し, 刺激された同一神経の別の部位で直接記録する方法で得られる活動電位. 上肢・下肢の遠位部, 近位部のどちらで刺激して, どちらで記録してもよい. 通常は指趾で刺激ないしは記録するが, その理由は指趾には筋肉がないので感覚神経の活動だけを刺激ないしは記録できるからである. この電位から感覚神経伝導速度を算出する.

▌somatosensory evoked potential〔SEP〕　　体性感覚誘発電位

体性感覚を刺激することにより, 中枢神経系や一部末梢神経系に誘発される電位である. 手関節部正中神経を電気刺激した場合, 刺激後約9 msecで腕神経叢を通過し, 11 msecで頸髄に入り頸髄の後索を上行し, 20 msecで大脳皮質に達すると考えられていて, それぞれの潜時で特徴的なpeakを形成する. 電気刺激で得られたSEPは皮膚表在感覚と深部固有感覚に関連した線維を介したものと推定されている.

▌spinal cord evoked potential〖SCEP〗　脊髄誘発電位

　末梢感覚線維，脊髄あるいは脳に，電気的あるいは生理的刺激を加え，脊髄を伝導する電位を脊髄高位から記録したものである．脊髄誘発電位の記録電極は，一般に硬膜外腔に挿入設置する．方法として，脊髄刺激・脊髄記録法，末梢神経幹刺激・脊髄記録法，高位中枢（運動中枢）刺激・脊髄記録法などがある．わが国では，末梢神経あるいは硬膜外から脊髄を刺激し，脊髄活動電位を硬膜外あるいはくも膜下腔から記録する方法と，経皮的に大脳を電気刺激し，脊髄硬膜外腔あるいは四肢の筋から電位を記録する方法が，脊髄モニタリングの手法あるいは術前・術後の脊髄機能評価に臨床応用されている．

▌spinal cord monitoring　脊髄モニタリング

　脊椎・脊髄手術において，手術侵襲に対する脊髄機能の状態を経時的に評価すること．その方法には，術中に四肢の随意運動を観察する覚醒テスト（wake up test）や，電気生理学的方法がある．脊髄刺激や末梢神経刺激による脊髄誘発電位の測定が普及しているが，これらは後索・後側索の伝導性を主に反映している．最近は，運動路に対する評価も組み合わせて，総合的に脊髄機能を評価する方向に進んでいる．

▌supramaximal stimulation　最大上刺激

　末梢神経を電気刺激し M 波を記録する際，刺激の強さを上げていくと M 波の振幅は徐々に増高していくが，ある強度以上になると大きさは変化しなくなる．M 波が変化しなくなった強度以上で刺激することを最大上刺激と呼ぶ．最大上刺激ではすべての α 運動ニューロンが刺激されていることになり，伝導速度を計測する際には最大上刺激で行う必要がある．

▌terminal latency　終末潜時

　末梢神経を電気刺激し M 波を記録する際に，刺激できる一番遠位の刺激点で刺激した場合の潜時を終末潜時と呼ぶ．運動神経伝導速度と並んで末梢神経障害のパラメータとして利用される場合がある．

IV. 病態および臨床所見

abscess　膿瘍

細菌性および非細菌性の限局性炎症により，局所の組織が融解して膿が蓄積した状態.

⇒　**cold abscess**　冷膿瘍：熱や炎症の徴候を欠くもので，結核にみられる.

⇒　**congestive abscess**　うっ積膿瘍：膿が病巣近くにとどまるもの.

⇒　**gravitation abscess**　流注膿瘍：原発病巣から離れた部位に流出して膿瘍を形成したもの.

Achilles〔tendon〕reflex〈jerk〉　アキレス腱反射

反射弓 S1-S2. アキレス腱を軽く叩打すると足関節が底屈する反射.

=　**ankle jerk**

adding on

脊柱側弯症の矯正手術後に固定下端隣接椎での側弯が進行し，終椎が下位に移動してしまうこと.

（Wang Y, et al: Spine **36**: 1113-1122, 2011）

Adson test　Adson テスト

アドソンテスト. 患者の両手を，膝の上に置かせて橈骨動脈を触れ，深吸気の状態で患側（affected side）への頚の伸展と回旋を加え，脈拍の変化を調べる. 脈拍の消失または減弱は，胸郭出口における鎖骨下動脈と神経束の圧迫を示唆する.

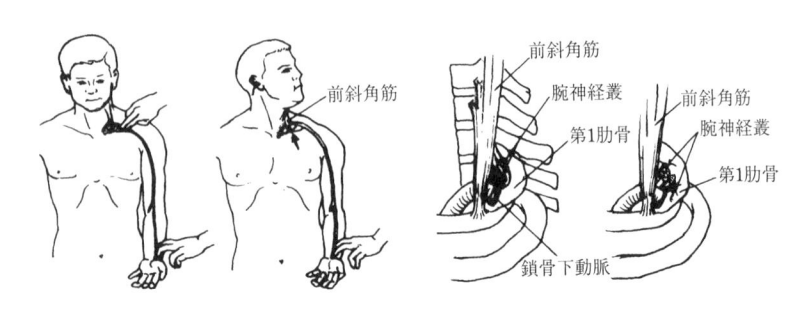

（Adson AW, et al: Ann Surg **85**: 839–857, 1927）

▌**Allen test**　**Allen テスト**

　アレンテスト．患側の肩を外転外旋 90°，肘関節 90° 屈曲位で頭部を健側に回旋する．その際に橈骨動脈拍動の減弱を示すものを陽性とし，胸郭出口症候群の診断に用いる．また，橈骨動脈や尺骨動脈の閉塞の有無を確認する検査も Allen テストである．

▌**allodynia**　**アロディニア**

　通常では疼痛をもたらさない刺激でもすべてが疼痛として認識される感覚異常で，異痛症とも呼ばれる．mechanical〔tactile〕allodynia と thermal allodynia があり，前者はさらに末梢神経で Aδ 線維と C 線維の疼痛閾値低下によって触れたり圧迫することによって疼痛が誘発される静的アロディニアと，Aβ 線維における伝導路の変異によって刷毛などで疼痛が誘発される動的アロディニアとに分けられる．

▌**ankle clonus**　**足クローヌス**

　膝関節軽度屈曲位で足関節を急激に背屈させることで惹起される律動的な足関節底背屈の不随意運動．足間代ともいう．脊髄障害など上位運動ニューロン障害（錐体路障害）により主にヒラメ筋の伸長反射が異常に亢進し，伸長刺激で筋収縮・伸長を繰り返すことで生じる．

■ autonomic hypertonic reflex 〈dysreflexia〉　自律神経過緊張反射

上位胸髄以上の完全横断麻痺患者に起こりうる反射性の自律神経過緊張状態. 膀胱に尿が溜まり, 直腸に便が充満するなどの刺激により, 反射性に麻痺域全体の交感神経刺激状態となり, 血管収縮, 血圧上昇, 頭痛などが生じる.

■ axial〔neck〕pain　〔頚部〕軸性疼痛

脊髄や神経根に由来せず, 体軸 (脊柱軸) を構成する脊柱や筋などに由来する疼痛. 頚部軸性疼痛に関しては主に頚椎後方手術後の合併症のひとつである頑固な後頚部や肩甲帯の疼痛やこりを示すことが多く, 疼痛が座位や立位で増強し, 臥位で軽減する特徴がある.

(Hosono N: Spine **21**: 1969–1973, 1996)

■ Beevor sign　Beevor 徴候

ビーバー徴候. 背臥位で膝を立て, 頭部を挙上させて, 臍の移動をみる. 臍の上方移動は T10〜T12 の, 下方移動は T7〜T10 の神経根・髄節障害を疑う.

(Beevor CE: The Croonian Lectures on Muscular Movements and their Representation in the Central Nervous System. Adlard & Son, Bartholomew Close, p40, 1904)

■ biceps reflex　上腕二頭筋反射

反射弓 C5, 6. 上腕二頭筋腱上の検者母指を軽く叩打すると肘関節が屈曲する反射.

■ bone island　骨小島

X 線学的には, 海綿骨内に認める境界明瞭な小さな孤立性硬化像で, 椎骨にもみられる. 組織学的には, 骨梁が密に集合したものである. 無症状であるが, X 線像で骨形成性の転移巣と鑑別を要することがある.

＝ **enostosis**

◾ bone turnover marker　　骨代謝マーカー

　骨形成マーカーと骨吸収マーカーがあり，骨代謝回転の評価は，骨折リスク予測，薬物治療の薬剤選択や効果判定などに有用である．日内変動，日差変動があるので，判断には注意を要する．
　　＝　bone metabolic marker

◾ bowstring sign　　弓弦徴候，膝窩圧迫徴候

　下肢伸展挙上テストが陽性のとき，膝関節を約 20° 屈曲位として，さらに下肢を挙上し，疼痛が再現したら挙上角度を少し減らし，膝窩部で脛骨神経を圧迫する．その際，下肢痛が出現すれば陽性である．
　　＝　Cram test

◾ brachioradialis reflex　　腕橈骨筋反射

　反射弓 C5, 6. 前腕中間位か少し回内位で橈骨遠位端を上から軽く叩くと手関節が橈屈する反射．

◾ Bragard test　　Bragard テスト

　ブラガードテスト．腰仙椎部の神経根障害をみるテスト．仰臥位として，膝伸展位で下肢を上方に挙上し，痛みの発生する直前に足関節の背屈を強制する．神経根の障害があれば，坐骨神経の走行に沿って，疼痛が生じる．
　　(Bragard K: Munch Med Wochenschr **75**: 387-389, 1928)

◾ Brown-Séquard syndrome　　Brown-Séquard 症候群，脊髄半〈片〉側障害

　ブラウン・セカール症候群．脊髄の半側が障害された場合．障害側では運動障害とともに深部感覚障害を示し，反対側では温・痛覚が脱出し触覚が保たれるという特異的な麻痺症状を呈する．
　　(Brown-Séguard CE: Lectures on the Diagnosis and Treatment of the Principal Forms of Paralysis of the Lower Extremities. Collins, Philadelphia, 1861)

bulbocavernous reflex　　球海綿体反射

　陰茎または陰核を，指でつかむか圧迫すると，球海綿体筋や外肛門括約筋が収縮する．錐体路障害では消失せず，むしろ亢進し，仙髄以下の障害で消失ないし低下するため，仙髄以上か以下かの障害高位や脊髄ショックからの離脱の判断に有用である．

Burns test　　Burns テスト

　バーンズテスト．腰痛患者の心因性の関与の有無を検索するテスト．患者を椅子の上にひざまづかせ，検者が両手で患者の下腿後面を固定してから，床に指尖をつけるように指示する．腰痛があっても通常可能な動作であるが，「前方に落下する」とか「痛くてできない」と訴えるときは心因性疼痛を考慮する．

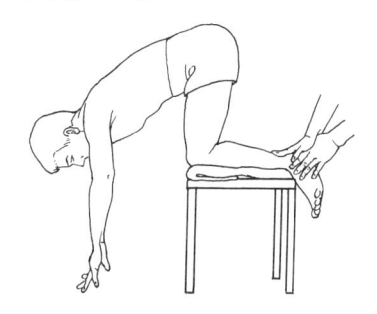

(Lewin P: The Burns' bench test. The Back and its Disk Syndromes, Lea & Febiger, Philadelphia, p642-643, 1955)

＝　bench test

camptocormia　　腰曲がり病，前屈症

　ギリシア語の Kamptos（屈曲），Kormos（体幹）に由来する立位で著明な胸腰椎の前屈位をとる病態．通常，臥位で前屈姿勢は改善する．Parkinson 病やその他の中枢性神経疾患，精神疾患などで発症する．

cap〔-shaped〕defect

　硬膜内髄外腫瘍の典型的な脊髄造影所見．くも膜下腔は腫瘍により狭窄あるいは閉塞し，造影柱は腫瘍の上・下縁に沿って帽子状の陰影欠損を呈する．

causalgia　　灼熱痛, カウザルギー

　末梢神経の損傷あるいは障害後, 多くは数日ないし2週以内に灼きつくような痛みと, 自律神経障害をきたすもの. 損傷神経に沿う疼痛のほかに, 神経支配領域の皮膚の発赤, 発汗過多がみられ, 次第に皮膚の萎縮, 筋・骨の萎縮, 関節拘縮などが生じる.

　　＝　**complex regional pain syndrome 〔CRPS〕　複合性局所疼痛症候群 type 2**

central sensitization　　中枢性感作

　神経系において感覚が過度に刺激され, その結果として感覚の増強や異常な反応が引き起こる現象. 神経が慢性的な過剰な刺激に晒されることで, 通常は無視される刺激が痛みや違和感として過剰に感じられる. 中枢性感作は慢性疼痛症状の基盤となり, 慢性疼痛症の悪循環を引き起こす. 評価ツールには Central Sensitization inventory (CSI) があり, 痛み, 疲労, 睡眠障害, 注意力集中の問題, 心理社会的な問題など, 中枢性感作に関連する25個の質問が含まれる.

cerebrospinal fluid 〈liquor〉　　脳脊髄液

　脳室内とくも膜下腔に存在し, 成人男性の脳脊髄液総量は140〜150 mL程度である. 一日500〜600 mL程度産生され, 脳室内の脈絡叢からの分泌 (約80%) と脳実質の間質液に由来している. 脳脊髄液の圧力や組成, 性状の変化は様々な脳・脊髄疾患の鑑別に有用である.

cerebrospinal fluid fistula　　髄液瘻

　くも膜下腔が, 体腔を含む他臓器や体表 (皮膚上) と異常に交通し, 脳脊髄液が漏出した状態.

cerebrospinal fluid leakage　　髄液漏

　脳脊髄液が硬膜管から外方に漏れた状態.

▌cervical angina　　頚性狭心症

頚椎症の特殊な下位の神経根障害の１つで，心疾患とまぎらわしい胸部痛を呈するもの.

（Oille JA: Can Med Assoc J **37**: 209–216, 1937）

（Brodsky AE: Spine **10**: 699–709, 1985）

＝　**pseudoangina**

▌coccygodynia　　尾骨痛

尾骨部の痛み. 原因としては，仙尾靱帯の過伸展，断裂あるいは尾骨骨折，仙尾関節脱臼などの外傷や仙尾関節の変形性変化がある. 中年女性に多く，排便時や坐位をとったときに痛みやすい. 背側からの圧迫よりも，尾骨を背側へ押し上げると，痛みが強い.

＝　**coccyalgia**

＝　**coccydynia**

▌cock robin〔head〕position

頭部を回旋し反対側に傾けた姿勢であり，環軸椎回旋位固定などでみられる.

☞　**atlantoaxial rotatory fixation**〔**AARF**〕　環軸椎回旋位固定

▌compartment syndrome　　区画症候群，隔室症候群

骨と筋膜によって構成される区画（コンパートメント）の内圧が何らかの原因によって上昇し，血行障害や神経障害を呈するもので，間欠跛行の原因の１つとして背筋の区画症候群の存在も指摘されている.

▌compensatory curve　　代償性カーブ

体幹のバランスを保つために，一次〔性〕カーブの上下に発生するカーブ. 初期には非構築性であるが，時間経過とともに構築性のカーブになる場合もある.

▍cone of economy　　コーンオブエコノミー

　1994 年に Dubousset らによって提唱された概念. 通常, 人間が直立した姿勢をとる時, 身体の荷重軸が一定の cone (円錐状) のバランスゾーンの範囲内に収まることで, 筋肉の消費エネルギーを最小に抑えることができる. しかし, いったんこのバランスゾーンの範囲を越えた場合, 筋肉の消費エネルギーが急速に増大するため, 杖や歩行器といった補助具が必要となる. このバランスゾーンのことを cone of economy という.

　　(Dubousset J: Three-dimensional analysis of the scoliotic deformity. The Pediatric Spine: Principles and Practice, Weinstein S (ed), Raven Press, New York, p479-496)

▍congenital spinal deformity　　先天性脊柱変形

　先天性の椎骨の発育障害により, 側弯・後弯などの脊柱変形が生じたもの. 椎骨の発育障害は形成不全と分節不全に分けられるが, 両者の合併したものが多い. 形成不全としては, 正面からみて片側の形成不全である楔状椎 (wedge vertebra), 片側が欠損した半椎 (hemivertebra) や左右の椎体骨核が癒合しなかった蝶形椎 (butterfly vertebra) などが, 分節化の障害としては, 片側性の分節不全である unilateral unsegmented bar や, 両側性の分節化障害による block vertebra などがある.

▍coronal alignment　　冠状面アライメント

　冠状面でみた体幹のアライメント. 側弯症などによる脊柱変形や脚長差などに伴う骨盤斜傾により生じる. X 線学的には立位脊椎全長正面像で C7 plumb line から引いた垂線が仙骨中央を通過するのが中間位であるが, 右に移動すると positive alignment, 左に移動すると negative alignment と定義される.

▍coronal balance　　冠状面バランス

　冠状面アライメントが X 線などの静的パラメータを表すのに対し, 重心動揺や歩行解析などの冠状面での動的パラメータを意味する.

▌Déjérine sign　　Déjérine 徴候

デジェリーヌ徴候．腰椎椎間板ヘルニアにおいて，せき，くしゃみなどで脊髄腔内圧が高まり，腰部神経根の症状が誘発される徴候．神経根の易刺激性を示唆する．

（Déjérine JJ: Sémiologie des Affections du Système Nerveux, 2nd Ed, Masson, Paris, 1926）

▌delayed myelopathy　　遅発性脊髄症

脊椎・脊髄の外傷，胸腰移行部の骨粗鬆症性椎体骨折後，あるいは放射線照射後，結核性脊椎炎や化膿性脊椎炎ののちに日時が経過してから脊髄麻痺が出現したり悪化したもの．脊柱管狭窄による慢性の機械的刺激，くも膜病変，血行障害などが関与する．

▌disability　　障害

何らかの原因により継続的に日常生活または社会生活に制限を受けている状態．障害は身体障害，知的障害，精神障害に分類される．

▌disuse atrophy　　廃用性筋萎縮

身体活動の低下により筋肉量が減少した状態．廃用症候群の１つ．

▌disuse syndrome　　廃用症候群

心身の不活発，不使用により局所的・全身的に機能低下をきたす病態．局所的廃用症候群として廃用性筋萎縮，骨萎縮，関節拘縮，褥瘡などがあり，全身性廃用症候群としては起立性低血圧，心機能低下，沈下性肺炎，肺換気障害，静脈血栓症，食欲低下，便秘，尿路結石や尿路感染症，抑うつや認知症などがある．

▌double major curve

２つの同程度の構築性カーブをもつ側弯．

▌dropped head syndrome　　首下がり症候群

　首下がり症候群は，頭部下垂により前方注視障害を呈す症候群である．
頚部屈筋群の過緊張によるジストニアと，頚部伸筋群の機能不全に大別さ
れる．isolated neck extensor myopathy（INEM）は，非特異性の発症で
一次性のものと考えられ，多系統萎縮症，Parkinson病，重症筋無力症，
筋ジストロフィー，多発性筋炎，甲状腺機能低下症，頚椎術後，放射線治
療後などに由来するものは二次性とされている．頭部下垂は，仰臥位によ
り矯正可能であることが特徴とされるが，慢性化して頚椎の著しい変形性
変化が生じると不可逆性の後弯変形に至ることもある．

　　（Suarez GA, Kelly JJ Jr: Neurology 1992）
　　（Katz JS, et al: Neurology **46**: 917-921, 1996）
　　（Sharan AD, et al: J Am Acad Orthop Surg **20**: 766-774, 2012）

▌dysphagia　　嚥下障害

　食べ物の飲み込みが障害されること．頚椎疾患でみられることがあり，
誤嚥性肺炎に注意すべきである．

▌dystonic movement　　ジストニー様運動

　主に中枢神経系の障害による躯幹，四肢近位部，頚部などに生じるねじ
れるような不随意運動．

　　⇒　**spasmodic torticollis**　痙性斜頚

▌Eaton test　　Eaton テスト

　イートンテスト．患者を座らせて，検者の片手で頚椎を健側に側屈させ，
他方の手で患側上肢を後下方に牽引する．上肢の痛みと，自覚的なしびれ
感（subjective numbness）が誘発ないし増強されれば，頚部神経根症を
疑う．神経伸展テストの1つである．

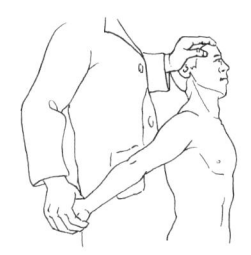

(Eaton LM: Surg Clin N Am **26**: 810–833, 1946)

■ectopic firing　　異所性興奮

痛覚受容器を介さずに神経線維からインパルスが発生することで，脱髄部や障害された末梢神経の側芽と神経腫から生じうる．神経痛の発生に重要とされている．

■Eden test　　Eden テスト

エデンテスト．患者に，坐位で胸を張り，肩を後下方に引いた姿勢をとらせて，橈骨動脈の拍動の変化と症状の誘発，または増悪を調べる．肋鎖圧迫テストとして用いられる．

(Eden KC: Br J Surg **27**: 111–139, 1939)

■endplate lesion　　終板障害

椎体終板の変形．多くは発育期の骨軟骨障害と考えられる．中央部の病変は病的意義が薄い．前方の広範な病変は後弯の原因となる．後方の病変は腰痛，坐骨神経痛などの原因となる．

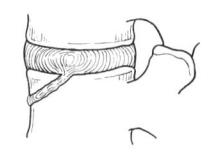

(Tsuji H, et al: Spine, **10**: 907–911, 1985)
(Ikata T, et al: J Bone Joint Surg Br **77**: 951–955, 1995)

⇒　**epiphyseal separation of the vertebral body,**
　　Kantenabtrennung〔G〕, forward hunched back
⇒　**limbus vertebrae, limbus annulare**
⇒　**Schmorl nodule　Schmorl 結節**
⇒　**Scheuermann disease　Scheuermann 病**

▌epidural 〈peridural〉fibrosis

　硬膜外周囲に結合組織が増殖し, 瘢痕を形成した状態. 原因は, 脊髄造影後, 外傷, 椎間板ヘルニアなどがあげられている. とくに椎弓切除術後に硬膜外や神経根周囲に形成された瘢痕組織を laminectomy membrane という.

▌extension injury　〔頚椎〕伸展損傷

　前額部や顔面に外力が加わり, 頚部が伸展を強制されて起こる損傷で, 中・下位頚椎損傷を受傷機序によって分類したものである. 頚椎前方に牽引力が加わり前方の支持組織が損傷されたり, 後方に圧迫力が加わり椎弓や関節突起の骨折が起こる. また, 既存の脊柱管狭窄があると, 非骨傷性の脊髄損傷が起こる.
⇒　**hyperextension injury**　〔頚椎〕過伸展損傷

▌facet dislocation　　椎間関節脱臼

椎間関節を構成する関節面が正しい位置関係を失っている状態.
⇒　**interlocked facet**
⇒　**locked facet**
⇒　**facet interlocking　椎間関節嵌頓**：椎間関節の前方脱臼において, 下関節突起が下位椎の上関節突起を乗り越えて前方に嵌頓している状態. Perched facet とは椎間関節の前方脱臼において, 下関節突起が上関節突起の先端に乗り上げ, 止まっているものである.

▌fasciculation　　線維束攣縮，線維束性収縮

小さな筋線維束が自然に収縮するもので，肉眼的に観察できる．運動ニューロン疾患などで認められ診断的意義が大きいが，健常者でも寒冷や機械刺激で認められる場合がある．

▌femoral nerve stretch test〔FNST〕　　大腿神経伸展テスト

腹臥位として膝90°屈曲位で股関節を伸展させ，大腿前面に疼痛を誘発させるテスト．大腿神経の障害の有無を判定する．

　　（Duck P: Surg Neurol **6**: 163, 1976）

　＝　**Ely test**

　　　　（Ely LW: Arch Surg **27**: 189–202, 1933）

　⇒　**Wassermann test**：膝に障害がある場合，膝を伸ばしたまま大腿神経伸展テストを行うもの．

▌finger-floor distance〔FFD〕　　指床間距離

膝伸展位で上肢を下垂し体幹を前屈させた際の中指指尖と床との距離．胸腰椎，股関節やハムストリングスなどの柔軟性が反映され，主に腰椎の可動性を評価する際に用いる．

▌fish vertebra　　魚椎

椎体中央部が凹レンズ状に陥凹した状態．魚の椎骨に似ていることからこう呼ばれる．下位胸椎より上位腰椎に多くみられる．骨粗鬆症などでよく発生する．

　＝　**concave vertebra**

▌flat vertebra　　扁平椎

椎体が病的に圧潰され，扁平化したもの．子供にみられるとき，ランゲルハンス細胞組織球症の場合が多い．

　☞　**Calvé disease　Calvé病**

▌flexion injury　〔頚椎〕屈曲損傷

　頚部が屈曲を強制されて起こる損傷. 頚椎後方に牽引力が加わり, 椎間関節の脱臼, 棘間靱帯の断裂, 棘突起や椎弓の骨折が起こったり, 前方に圧迫力が加わり椎体の圧迫骨折が起こる. 高度な脊髄損傷を伴うことが多い.

　　⇒　**hyperflexion injury**　〔頚椎〕過屈曲損傷

▌flip test

　患者を診察台の端に背すじを伸ばした状態で座らせ, 下肢を下垂させておく. 検者が膝よりやや上方を片手で押さえ, 下腿をもう一方の手で伸展するようにすると, 腰椎椎間板ヘルニア患者はさっと後方に手をつく. この動作が起こらないときは, 心因性疾患が考えられる.

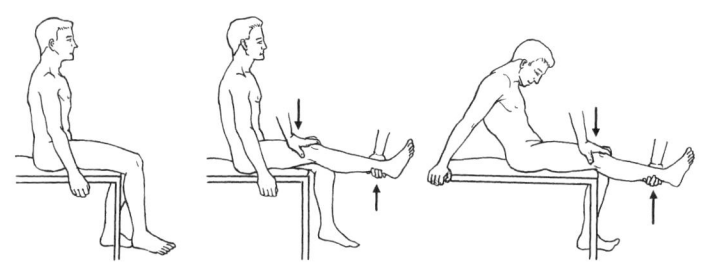

(Michele AA: Surgery **44**: 940-942, 1958)

▌foramen magnum syndrome

　頭頚移行部の奇形, 腫瘍性病変によって大孔付近で脊髄が圧迫されて生じる多彩な神経症候の総称. 上部頚髄圧迫による錐体路症状, 後索症状, 痛覚異常と延髄・橋・小脳に対する圧迫による下部脳神経症状, 錐体路症状, 小脳症状などが混在する. 表在感覚障害は頚・胸髄髄節に限局した宙吊り型の分布を示す解離性感覚障害や, 下位頚髄の髄節障害を思わせるような分布のしびれ感(false localizing sign) を訴えることもある. 深部感覚障害は上肢優位のことが多く, 閉眼で手指を開扇させるとピアノを弾くようなアテトーゼ様の運動(piano-playing finger)がみられることがある.

　　⇒　**pseudoathetosis**　偽アテトーシス

▌foraminal stenosis　　椎間孔狭窄

　脊椎退行性変化によって，脊柱管外側の椎間孔内，および椎間孔外で神経根が絞扼された病態のことである．椎間孔の解剖学的定義として，Jenis らは，腰椎の椎弓根内縁から外側縁の間を椎間孔，外縁から外側を椎間孔外と分類している．

　　　（Jenis LG, et al: Spine **25**: 389-394, 2000）

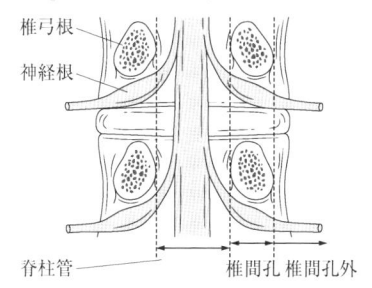

椎弓根

神経根

脊柱管　　　　　　　　　　　　椎間孔　椎間孔外

▌forward bending test　　前屈〈屈曲〉テスト

　側弯を診断するテストで，早期診断のスクリーニングテストによく用いられる．上半身脱衣で起立させ，上半身を前屈させる．そのとき，両上肢は下垂させて両手を合わせ正中に位置させる．前屈時の胸椎部，あるいは腰椎部の背部非対称部の高さの差を観察する．高さの差があれば，構築性弯曲のある有力な証しになる．弯曲が高度になるほど，脊椎の回旋による背面の変形も強くなり，背部の高さの左右差も大きくなる．

▌fracture-dislocation　　脱臼骨折

　脊椎損傷において，椎体，椎弓，椎間関節などの骨折に椎間板部，椎間関節部での脱臼を合併するもの．しばしば脊髄損傷を伴う．

▌Gaenslen test　　Gaenslen テスト

　ゲンスレンテスト．仰臥位あるいは患側を上にした側臥位で，患者自身に健側の膝関節と股関節を屈曲位に保持させておき，検者が患側の下肢を股関節で過伸展する．腰仙部に疼痛が出現すれば，仙腸関節部の病変が考えられる．

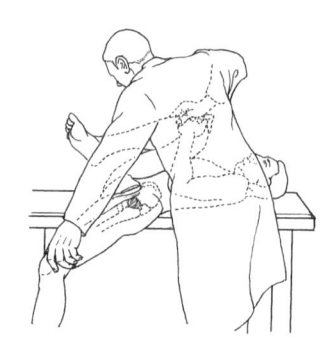

(Gaenslen FJ: JAMA **89**: 2031–2035, 1927)

▍gait　歩行

　一足の踵をついた時から反対側の足をついた後，再び同側の踵をつくまでの間を歩行周期という．正常歩行での単脚支持期と両脚支持期の時間的な比率は約4：1で，一側下肢の立脚相と遊脚相の比率は約3：2である．

　　⇒　**antalgic gait　疼痛回避歩行**：疼痛を起こさないようにゆっくりと歩行する．疼痛の原因によって歩行状態は異なるが，一側下肢に腰痛の原因があれば，患側の立脚相が短くなり，腰痛や坐骨神経痛では前屈位で膝と股関節を屈曲してゆっくり歩行する．

　　⇒　**ataxic gait　失調性歩行**：脊髄後索障害による脊髄性失調歩行と，小脳障害による小脳性失調歩行とがある．ともに両足を広げた不規則，不安定な歩行であり，体幹も不規則に動揺する．つぎ足歩行がむずかしい．軽度の脊髄障害の場合，開眼時には目立った異常はなくとも，閉眼させるととたんに動揺が激しくなる（Romberg 徴候）．障害が高度の場合，足を急に持ち上げ，床に強く叩きつけるように接地する．視線は常に足下に注がれている．

　　⇒　**cerebellar gait　小脳性歩行**：歩行時に，上下肢の協調運動ができず，不規則で不安定な歩行をする．とくに方向転換時に顕著となる．小脳半球障害では，歩行時に患側へ転倒しやすい．

　　⇒　**paralytic gait　麻痺性歩行**：弛緩性麻痺で，歩行の際に重力に対して骨盤の保持や膝関節の伸展ができない場合にみられる．中殿筋

麻痺では，Trendelenburg 徴候が陽性，肩が揺れる歩行となる．大腿四頭筋麻痺では，膝折れを防ぐために，大腿前面を手で押さえて歩行する．

⇒　**scissors gait　はさみ脚歩行**：痙性歩行の 1 つで，とくに脳性麻痺にみられる．歩行に際して，両脚を鋏のように交差して歩く．

⇒　**spastic gait　痙性歩行**：下肢に痙性がある際に，膝を伸展したままで床から足を上げずに，狭い歩幅で歩く状態．脊髄性痙性麻痺などでみられる．

⇒　**steppage gait　ニワトリ（鶏）歩行**：下垂足がある際に，つま先が床に引っかからないように　膝を高く持ち上げ，膝を下ろすときも，つま先から投げ出し，足底全体を接地する歩行状態．前脛骨筋の麻痺でみられる．

gibbus　角状後弯

脊柱が鋭く後方凸の角状弯曲，すなわち後弯を呈するものをさす．先天性脊椎奇形や脊椎結核など，脊柱の病変が小範囲で程度が強いときに認められる．

girdle pain　帯状痛

体幹の胸部または腹部を，帯状に取り巻くように感じられる疼痛で，脊髄障害のある患者に高頻度に認められる．脊髄後根が炎症，圧迫，牽引などにより刺激され，その後根に相当した表皮に放散痛として感じられるとの説もあるが，正確な機序は不明である．

head compression test

頭部を背屈させ，検者は両手で頭部を軽く下方へ押さえる．これにより患側の上肢に放散痛が起こる．陽性の場合は頚部の根性疼痛を疑うが，疼痛が強いときは慎重に検査を行う．

（Jackson R: The Cervical Syndrome, 3rd Ed, Charles C Thomas, Springfield, p152-154, 1966）

＝　**Jackson test**

＝　**positive hyperextension compression test**

▌heel gait   踵（かかと）歩行

下肢筋力評価法である．踵で歩行させ，趾先および足関節の背屈程度を観察する．もし背屈が不十分であれば，前脛骨筋と趾伸筋の筋力低下を意味する．

▌hematomyelia   脊髄出血，脊髄血症

脊髄内の出血で脊髄の浮腫，壊死，空洞形成をきたす．重症では当該レベル以下の完全脊髄横断麻痺を呈する．外傷，脊髄動静脈奇形，梅毒，動脈硬化，高血圧，血液凝固異常などを原因とするが，明らかな原因を見出せないものも多い．

　　=　**spinal apoplexy**　脊髄卒中

▌high-riding vertebral artery

軸椎部を椎骨動脈〖VA〗が通過する経路には個人差が多く認められる．とくに C3 横突孔を通過した VA は，より外側にある C2 横突孔に入るために C2 上関節突起尾側で鋭角的に曲がっていることが多い．ときには VA が頭側・内側に張り出すために C2 峡部（isthmus）の頭尾側方向における径が狭くなり，スクリューの刺入が困難となる．この状態を high-riding VA と呼んでいる．

　　（Neo M, et al: Spine **28**: 666-670, 2003）
　　（Bloch O, et al: J Neurosurg（Spine）**95**: 74-79, 2001）

　　⇒　**high-riding VA groove**

▌Hoover test   Hoover テスト

フーバーテスト．患者を仰臥位にし，検者が健側の踵部に手をそえて患側下肢の挙上を命じると，検者の手に力がかかるが，ヒステリーなどの心因性疾患の場合は力がかからない．

　　（Hoover CF: JAMA **51**: 746-747, 1908）

▌Horner syndrome   Horner 症候群

ホルネル症候群．一側の眼瞼下垂，縮瞳，眼球陥凹をホルネルの３徴という．この症候群は片側の交感神経の障害で起こるが，交感神経遠心路の

3つのニューロンのいずれが侵されても発症し, 脳幹, 頚髄, 頚部交感神経節の障害で出現する.

▋hyperabduction test　　過外転テスト

　患者に, 坐位で両肩を 90° 以上外転させ, 橈骨動脈の拍動の変化と, 症状の誘発または増悪を調べる. 陽性ならば, 主として肋鎖間隙での神経・血管圧迫が疑われる.

　　　(Wright CIS: Am Heart J **29**: 1-19, 1945)

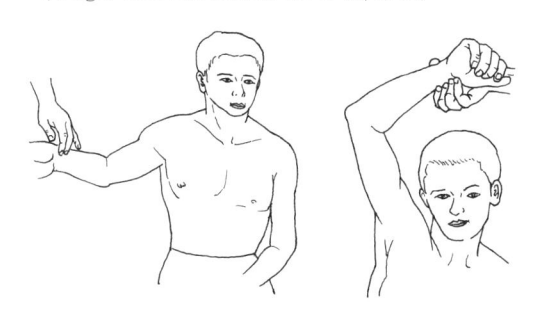

　=　**Wright test**

▋hyp〔o〕esthesia　　感覚〈触覚〉鈍麻

▋intermittent claudication　　間欠〔性〕跛行

　歩行により, 下肢の疼痛, しびれ, 脱力が出現, あるいは増強し, 歩行困難になる. しばらく休息すると, 症状は消失あるいは減弱し歩行可能となるが, また歩行すると同様の症状が出現する現象を間欠跛行という. 原因により, 下肢動脈の慢性的な閉塞ないし狭窄による血管性間欠跛行, 腰部脊柱管狭窄症における馬尾障害による馬尾性間欠跛行, 脊髄とくに下部胸髄以下の血管奇形による脊髄性間欠跛行の3つに分けられる.
　　⇒　**ankle brachial pressure index** 〖**ABPI**〗　足関節上腕血圧比:足関節血圧(足背動脈あるいは後脛骨動脈)を上腕血圧で割った値で, 末梢動脈疾患〖PAD〗における動脈の閉塞あるいは狭窄の程度を

反映する.

⇒ **cauda equina claudication** 馬尾性〔間欠〕跛行

▌〔intervertebral〕disc〈disk〉degeneration 椎間板変性

椎間板の退行性変化の過程あるいは退行性変化をきたした状態. 髄核の加齢的変化は20歳代から始まるとされており, 水分が失われ, 線維輪にも亀裂や断裂がみられるようになる. 末期には, 髄核と線維輪の区別ができなくなり, 椎間板高は狭小化する. Pfirrmann 分類によって髄核構造・髄核と線維輪の区別, 信号変化と椎間板の高さから5つのグレードに分類される.

☞ **Pfirrmann 分類**

▌Kemp test Kemp テスト

ケンプテスト. 腰部神経根刺激症状をみるテスト. 検者は患者の背側に立ち, 片手を患者の一方の肩に置いて体幹を左または右の後側方に引く. 患者は症状側下肢への放散痛が, 単に後方に伸展するよりも高度と訴える.

(Kemp A: Nederl Tijdschr Geneesk **94**: 1750-1755, 1950)

▌kitchen elbow sign キッチンエルボーサイン

成人脊柱変形患者にみられる肘から前腕伸側の色素沈着などの皮膚異常. 患者が肘・前腕を日常生活動作で補助的な荷重肢として用いることで生じ, 脊柱バランス不良を推測できる所見である.

(Miyamoto K, et al: J Spine Res **4**: 330, 2013 会議録)
(Murata S, et al: Sci Rep **11**: 12859, 2021)

▌Lasègue test Lasègue テスト

ラセーグテスト. 患者を背臥位で, 股関節, 膝関節を90°屈曲位とし, 膝関節を伸展していく. 通常は0°まで伸展可能であるが, 椎間板に病変があり, 神経根が影響を受けているときは, 膝を伸ばすことができない. このテストは, straight-leg raising test と混同されることが多い.

▌Lhermitte sign　　Lhermitte 徴候

　レルミット徴候. 頚部を前屈させると, 四肢や体幹への電撃様の異常感覚の放散が誘発される. 頚髄障害を伴うことが多く, 脊髄視床路あるいは後索の障害が考えられる. 多発性硬化症によくみられるが, 脊髄腫瘍, 椎間板ヘルニア, 頚椎症性脊髄症, 髄膜炎などでも出現する.

　　(Lhermitte J: Rev Neurol **31**: 56-62, 1924)

▌medullary kinking

　MRI 画像上にて延髄と頚髄の移行部に屈曲が生じている状況. 頭蓋底陥入症, Chiari 奇形などの頭頚移行部の疾患にて認められる所見である.

▌Morley test　　Morley テスト

　モーリイテスト. 鎖骨上窩で前・中斜角筋の間を圧迫し, 圧痛や放散痛の有無を調べる. 圧迫により局所の圧痛, 放散痛を認めた場合には, 胸郭出口症候群とくに斜角筋部での圧迫を疑う. ただし, 健常者で陽性の場合も少なくない.

　　(Morley J: Clin J **13**: 461-464, 1913)

▌myelopathy hand

　頚髄における錐体路障害の手の状態の総称である. 巧緻性の低下, 手指屈筋のトーヌスの亢進がみられ, Wartenberg の指屈反射, Hoffman 反射が高率に陽性となる. 罹患脊髄高位の影響は少なく, 両側性で尺側優位に起こり, FES や 10 秒テストで評価する.

　　(Ono K, et al: J Bone Joint Surg Br **69**: 215-219, 1987)

　⇒　**finger escape sign**〔**FES**〕　**指離れ徴候**：頚髄症による錐体路症状の一所見で, 尺側から始まる「指離れ」. 小指, 環指, 中指の順に, 手指伸展位の保持に際し尺側に離れていく. 重症度に比例して陽性率が高くなる. 頚髄症に特有の手とされる. grade 0〜4 に分類する.

　⇒　**digiti quinti sign**

　⇒　**grip and release test　10 秒テスト**：手指の素早い握り・開きの困難さを半定量的に評価する. 10 秒間に手指の開閉が 20 回以下しかできなければ, myelopathy hand を疑う.

▌Naffziger sign　　Naffziger 徴候

　ナフジガー徴候. 頚静脈を両側から 10 秒ほど圧迫すると, 脳脊髄液圧の上昇によって病変のある神経根領域の疼痛や感覚異常が出現する. 腰椎椎間板ヘルニアや腫瘍などによる神経根圧迫を示唆する.

　　（Aird RB et al: Transac Am Neulog Ass **66**: 45-49, 1940）

▌neck compression test

　患者を座らせて, 頚椎を患側へ側屈させ, やや後屈位で頭頂部に両手で下方圧迫を加える. 上肢の疼痛が誘発・増悪されれば, 頚部神経根症を疑う. 頚椎の椎間孔圧迫テストである. このテストは, 症状を増悪させることがあるので注意を要する.

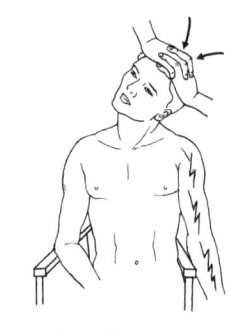

（Spurling SG, et al: Surg Gynecol Obstet **78**: 350-358, 1944）

　=　**Spurling test**

▌neurogenic bladder　　神経因性膀胱

　中枢性あるいは末梢性麻痺により, 排尿機能障害をきたした状態. 尿閉, 残尿, 失禁, 排尿遅延など, 麻痺の程度で種々の症状がみられる.

▌neuropathic pain　　神経障害性疼痛

　疼痛は侵害受容性疼痛（nociceptive pain）と神経障害性疼痛に大別される. 前者は炎症や組織損傷によって侵害受容器が活性化することにより引き起こされる疼痛であり, 神経組織が正常な状態で起こる反応である. 一方, 後者は, 体性感覚に対する損傷により生じる疼痛であり, 中枢性や

末梢性神経障害による神経組織の変性，損傷，虚血によって起こる．両者の要素が混在している場合を混合性疼痛と呼ぶ．神経障害性疼痛のスクリーニングとして，スクリーニング質問票や，PainDETECT などが使用されている．

（小川節郎：ペインクリニック **31**: 1187, 2010）
（住谷昌彦：Curr Med Res Opi **22**: 1911-1920, 2008）
（https://doi.org/10.1371/journal.pone.0068013.pdf）

Newton test　　Newton テスト

ニュートンテスト．第 1 から第 3 手法があるが，いずれも仙腸関節の疼痛を誘発するテストで，仙腸関節の病変を診断する．
① 第 1 手法：背臥位にて検者が両手で腸骨稜を上から圧迫する．
② 第 2 手法：背臥位にて検者が両手で腸骨稜を両側から圧迫する．
③ 第 3 手法：腹臥位にて検者が手掌で仙骨部を圧迫する．

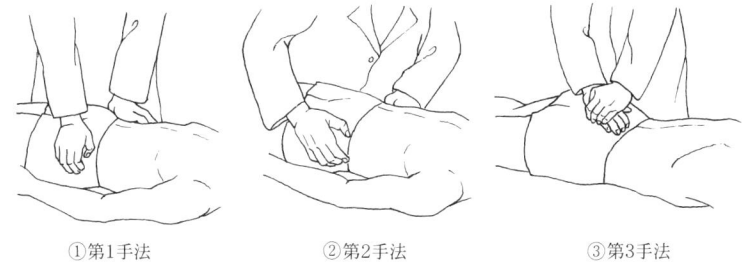

①第1手法　　　　　　②第2手法　　　　　　③第3手法

（Newton DRL: Proc Roy Soc Med **50**: 850-853, 1957）

nociplastic pain　　痛覚変調性疼痛

生理学的な損傷や炎症が不明確なまま発生する慢性的な疼痛を指す．神経系の異常な感受性や中枢性感作が原因で，侵害受容器を異常に興奮させるような神経の損傷やその周囲の組織へのダメージ，神経伝導路の異常がないにもかかわらず，痛みの知覚異常・機能の変化によって生じる痛み．国際疼痛学会（IASP）が「第 3 の痛みの機構分類」として提唱され，関節炎や損傷といった明確な病変が見当たらないため，従来の検査では確定的な診断が難しく，主に症状や患者の報告に基づいて診断される．

▌Nonné–Froin sign　　Nonné–Froin 徴候

　ノンネ・フロアン徴候. 脳脊髄液中の蛋白が 500～1,000 mg/dL 以上に増量した場合, 脳脊髄液採取後に静置すると自然に凝固する. これにキサントクロミーが加わった現象である. 脊髄腫瘍やくも膜癒着などで, くも膜下腔の連絡が絶たれると, その下方では脳脊髄液がうっ滞するために起こる. この場合, 脳脊髄液中に細胞数の増加はなく, この細胞蛋白解離を本徴候と呼ぶことがある.

　　（Nonné M, et al: Arch Psychiatr Nervenkr **43**: 433–460, 1908）
　　（Froin G: Gaz Hop（Paris）**76**: 1005–1006, 1903）
　=　Froin sign

▌opisthotonus　　後弓反張

　頚部, 体幹の背筋, 四肢筋の緊張亢進や痙攣により全身が弓なりに反り返る状態. 破傷風, てんかん, ヒステリーでみられる.

▌over use　　過用

　スポーツ, 訓練, 日常生活, 労作業などで運動量, 訓練量が過度になり, 筋力, 体力が低下したり, 関節障害, 腱鞘炎, 腱付着部炎を起こすこと.

▌palsy　　麻痺

　=　paralysis　麻痺

▌paralysis　　麻痺

　①神経または筋の障害により, 身体のある部分で, 運動機能が完全あるいは不完全に失われた状態 motor paralysis（運動麻痺）. ②感覚機能が失われた状態 sensory paralysis（感覚麻痺）. 不全麻痺を paresis, 完全麻痺を paralysis と使い分けることがある.

　⇒　flaccid paralysis　弛緩性麻痺
　⇒　paresis　不全麻痺
　⇒　spastic paralysis　痙性麻痺

▌**paraplegia　　対麻痺**

体幹以下の両側性の運動感覚麻痺. 痙性対麻痺と弛緩性対麻痺に分類される.

▌**patellar〔tendon〕reflex〈jerk〉　　膝蓋腱反射**

反射弓 L2-4. 膝蓋腱を軽く叩打すると膝関節が伸展する反射.
＝　**knee jerk**

▌**pathologic〔al〕reflex　　病的反射**

一般には, 健常な状態では出現しない反射をさす. 錐体路障害の際に出現するものと, 厳密には正常反射でありながら病的状態で多く観察されるものとがある. 前者には Babinski 反射, Chaddock 反射などがあり, 後者には手指屈筋反射 (finger flexor reflex) である Hoffmann 反射, Trömner 反射などがある. これらの手指屈筋反射は手指屈筋群の深部腱反射亢進状態において観察される.

⇒　**Hoffmann reflex〈sign〉 Hoffmann 反射〈徴候〉**：ホフマン反射〈徴候〉. 患者の中指中節を検者の右中指と示指で挟み, 母指で患者の中指の末節を強く掌側へとはじく. この刺激によって患者の母指が屈曲すれば陽性とする.

⇒　**Trömner reflex〈sign〉 Trömner 反射〈徴候〉**：トレムナー反射〈徴候〉. Hoffmann 反射とは逆に患者の中指末節の掌側を強く背側へとはじく. この刺激によって患者の母指が屈曲すれば陽性とする.

⇒　**Wartenberg finger flexor reflex Wartenberg の指屈反射**：ワルテンブルグの指屈反射. 患者の手指を少し曲げた状態で検者の示指・中指をこれらの指の末端掌側に当てておきながら, その上をハンマーで叩く. 患者の母指が屈曲すれば陽性とする.

▌**Patrick test　　Patrick テスト**

パトリックテスト. 患側の踵を反対側の膝に乗せ, 患側の股関節を屈曲 (flexion), 外転 (abduction), 外旋 (external rotation) させ, 検者が一方の手で屈曲した膝を下方に押さえる. 股関節に障害があると疼痛が生じる.

（Patrick HT: JAMA **69**: 2176–2179, 1917）

= **FABER〔E〕test**：股関節の肢位の flexion, abduction, external rotation〔, extension〕の頭文字をとり，FABER〔E〕test とも呼ばれる.

pedicular kinking

著明な椎間板変性で椎体が相互に近接し，非対称性の椎間板圧潰が起こると，椎体が傾き，神経根の走行が椎弓根部で急に曲折され，圧迫を生じる. また，一般に椎間板狭小があれば，神経根は椎間板のびまん性の外側膨隆と上位椎弓根の間に形成される溝で絞扼される. Macnab のいう bony root entrapment syndrome の1つである. 脊髄造影では異常がみられず，選択的神経根造影や MRI の冠状断像で初めて証明される.

⇒ **bony root entrapment syndrome**

pelvic obliquity　　骨盤側傾

前額面において，骨盤が水平線より一方に偏位した状態. 脚長差や側弯に影響を受ける. 神経筋性側弯症患者のバランス保持に影響を及ぼす.

poor posture　　不良姿勢

人の姿勢は，遺伝，民族，年齢，職業，感情などによって影響されるので，成人脊柱の標準弯曲を定義することは困難である. 標準的な判断基準として Braune-Fischer や Staffel の姿勢図が古くから有名である. Staffel の姿勢の分類を記す. 正常姿勢は，身体の重心線は肩関節，上体の重心，股関節，膝関節の連結線を通過して，足部矩形の中央（Chopart 関節の連絡線上にある）に落ちる. 上方においては下顎角の直後，耳の連絡線を通過する. 正常姿勢をこのように定義してあるが，この姿勢を維持するには間断なき緊張を要して，一過性にしかこの位置を保てない. 不良姿勢として，次のことがあげられる.

① **flat back　平背**，**扁平背**：生理的な脊椎弯曲が消失し，腰背部が平板状にみえる状態. Chopart 関節の連絡線の中央に立てた垂線は股関節と耳を通る. 原因には先天異常（胚種異常），くる病，背筋麻痺などがある.

　　　　⇒　**flat back syndrome**

② **round　back　円背**：胸椎の後弯のみが異常に増加して，胸椎と腰椎
の前弯が減少したもの．原因は，先天異常，骨格，筋の機能不全，
老人性変化，多発性椎体圧迫骨折などがある．Chopart 関節の連絡
線の中央に立てた垂線は，胸椎の著しく前方にあって，股関節と耳
の後方を通る．

③ **hollow back　凹背**：下部腰椎と仙椎間で高度の前弯を呈するもの．
胸椎部は扁平になり，骨盤は前傾し，両側 Chopart 関節の結合線中
央に立てた垂線は股関節の前方を通過する．

④ **hollow round back　凹円背**：胸椎後弯と腰椎前弯の強いもので，
骨盤は強く前傾する．原因は骨盤の高度前傾，体幹の骨格・筋の機
能不全，ことに腹筋，背筋の筋力低下，両側性先天性股関節脱臼な
どがあげられる．以上のほかに不確実姿勢を加えることがあり，こ
れは小児で非構築性の側弯を呈する場合である．

　＝　**sway back**

　⇒　**stooped　posture　前傾姿勢**：Parkinson 病や脊柱変形患者などで
立位や歩行時に見られる前傾姿勢．

posterior ponticle of the atlas　　環椎後小橋
　環椎外側塊後上方から後弓上面の椎骨動脈溝の上方にかけてみられる骨
性の架橋．これと椎骨動脈溝のなす孔は foramen arcuate と呼ばれ，完全
型と不完全型がある．頸椎単純 X 線側面像で観察される normal variant
である．

　　　＝　**Kimmerle variant**

Pott paralysis　　Pott 麻痺
　ポット麻痺．脊椎結核により発症した脊髄麻痺のことで，18 世紀の英
国の外科医 Percivall Pott の名にちなんで命名されたものである．

primary curve　　一次性カーブ
　脊柱側弯において，もっとも変形が強く構築学的変化の強いカーブ．弯
曲発生の順番として，一次性カーブという言葉には最初に発生したという

意味合いもある. これに対して変形も構築学的変化も軽度のものが二次性カーブであり, 一次性カーブの上下に生じる.

　= **major 〈main〉 curve　主カーブ**

pseudoathetosis　　偽アテトーシス

　閉眼で手指を広げると指が不随意に不規則にゆっくり動きアテトーゼ様の動きをすること. 上肢の高度の深部感覚障害による徴候で, 手指の動きがピアノを弾くような動作に似ていることから piano-playing finger ともいわれる.

pseudosubluxation

　健康な小児で, 頚椎の屈曲あるいは伸展により C2〜3 間にみられる 3 mm ほどの前方亜脱臼様 X 線変化. 8 歳以下の小児では 40％にみられるとの報告があるが, 異常ではない. C3〜4 間にみることもある. 外傷後や Klippel-Feil 症候群の小児では鑑別を要する.

pterygium colli　　翼状頚

　側頚部から肩（乳様突起から肩峰）にかけて過剰な皮膚のたるみを形成するもの, あるいは幕を張ったようにみえるもの. Klippel-Feil 症候群にみられる.

pyramidal tract signs　　錐体路徴候

　運動ニューロンの遠心性経路で延髄の錐体を通る経路である錐体路の障害で上位運動ニューロン障害のこと. 深部腱反射の亢進, 病的反射（Babinski 反射や膝・足クローヌスなど）の出現, 表在反射（腹壁反射や挙睾筋反射など）の消失または減弱がみられる.

Queckenstedt test　　Queckenstedt テスト

　クェッケンステットテスト. 脳脊髄液圧を検査する際, 左右の内頚静脈を同時に約 10 秒間圧迫すると, 正常では 50〜100 mm H_2O 程度, 脳脊髄液圧が急上昇し, 圧迫を解除すると 10 秒以内に元に戻る. 脳脊髄液圧の上昇がみられない場合を陽性とし, 穿刺部位から頭側のくも膜下腔に, 脊

髄腫瘍や癒着性くも膜炎による脳脊髄液の通過障害があることを示す．頸椎症性脊髄症では，頸椎の伸展で陽性となることが多く，dynamic Queckenstedt test と呼ばれる．

(Queckenstedt HHG: Dtsch Z Nervenheilk **55**: 325-333, 1916)

redundant nerve roots

　腰部脊柱管狭窄症で，馬尾が弛緩・蛇行した状態．脊髄造影で観察され，狭窄部の上・下，とくに上位腰椎部に多くみられる．馬尾がとぐろを巻くものから緩やかな蛇行を示すものまである．

referred pain　　関連痛

　疼痛の起源臓器と関連の dermatome に投影されて感じる疼痛．

respiratory quadriplegia　　呼吸性四肢麻痺

　C4 髄節以下の完全麻痺により，横隔神経麻痺のため人工呼吸器なしでは生存が困難な四肢麻痺の状態．C2, 3 髄節の機能が温存されるため，頭頸部の感覚，僧帽筋や胸鎖乳突筋などの一部の呼吸補助筋の機能は残存する．

　　⇒　**pentaplegia**：C2, 3 髄節も完全に障害され，頭頸部の感覚，運動も完全に麻痺した状態．

　　⇒　**tetraplegia**

　　⇒　**paraplegia　対麻痺，monoplegia**

rib hump　　肋骨隆起

　構築性脊柱側弯において，椎体回旋のため，弯曲凸側の肋骨が隆起すること．体幹前屈位でより明白になる．ダブルカーブの場合は，反対側の腰部隆起を認める．一般に肋骨隆起と側弯の程度は，よく相関する．隆起の測定は左右背面の高さの違い，あるいは傾きで表す．

　　⇒　**lumbar hump　腰部隆起**

　　⇒　**forward bending test　前屈〈屈曲〉テスト**

rigidity

　筋の自動運動で，筋のトーヌスが異常に亢進した状態の総称．日本語では，一般に硬直が用いられる．rigidity には種々あり，欧語では形容詞により特徴が示される．日本語では，硬さを含めて，①硬直，②強剛，③固縮，④強直などの用語があり，前に置かれた特徴語により使い分ける．たとえば，鉛管様強剛（lead-pipe rigidity），歯車様硬直（cogwheel rigidity），脊髄性固縮（spinal rigidity），絶対性瞳孔強直（absolute pupillary rigidity）などである．

rigidospasticity　　強剛痙縮

　臨床的に，強剛と痙縮が重なった状態．

Romberg sign　　Romberg 徴候

　ロンベルク徴候．患者を起立させ，両足の踵と足先をそろえ閉眼させると，患者の体が次第に横方向または前後方向にゆっくり動揺していく現象．厳密な意味では脊髄後索障害を反映するが，前庭機能障害，下肢筋力低下でも同様の現象が起こる．前庭性では転倒の方向に特定の傾向が生じることが多い．

root escape

　仙髄の下端は L1 椎体高位に位置することが多く，胸腰椎移行部の損傷では，仙髄実質と腰髄神経根の種々の程度の混合損傷が生じる．重症の仙髄機能障害にもかかわらず，比較的良好な下肢機能が温存されている状態を表す．

sagittal alignment　　矢状面アライメント

　矢状面でみた体幹のアライメント．成人脊柱変形などによる腰椎前弯の減少・消失で前方にアライメントが移動する場合が多い．X 線学的には立位脊椎全長側面像で C7 plumb line は通常，仙骨後上縁を通過するが，どれだけ前方へシフトしているかを T1 pelvic angle（TPA）や sagittal vertical axis として測定し，矢状面アライメントの指標の 1 つとなっている．また，矢状面アライメント異常は患者の QOL を損なうことが知られてい

る.

▌sagittal balance　　矢状面バランス

　矢状面アライメントがX線などの静的パラメータを表すのに対し，重心動揺や歩行解析などの矢状面での動的パラメータを意味する.

▌scapulohumeral reflex〔SHR〕　　肩甲上腕反射

　肩峰・肩甲棘を尾側に叩打し，応答する肩甲骨挙上と肩関節外転を観察して筋活動性を判定する筋伸張反射（いわゆる深部反射）. ハンマー叩打の結果，肩甲骨挙上または肩関節外転が明らかに認められれば亢進と判断される. 健常者ではこの両者の動きが認められないことが一般的なので，正常と低下の区別はできない. 本反射亢進はC4髄節を含むそれより頭側の上位運動ニューロン障害を強く疑わせ，現在もっとも頭側に反射中枢をもつ四肢筋伸張反射である. 病的反射ではない.

　　（Shimizu T, et al: Spine **18**: 2182-2190, 1993）

▌Schmorl nodule　　Schmorl 結節

　シュモール結節. 体軸方向の荷重力が働く中で，椎体終板に骨折が起こったり，先天性に終板の欠損があるとき，椎間板の髄核が椎体海綿骨内へ侵入する現象. X線所見は，椎体が椎間板側から乳頭状の侵食を受け，境界面に反応性骨硬化をもつ. これは，Schmorl と Junghanns により最初に記述された. 思春期に好発し，Scheuermann 病では多発性にみられる.

　　（Schmorl CG: Verh Dtsch Ortop Gess **21**: 3-40, 1926）

▌sciatica　　坐骨神経痛

　腰仙部から坐骨神経の支配領域，すなわち殿部，下肢後面あるいは外側面へ放散する疼痛自体，あるいは疼痛を呈する症候群の総称. 原因は種々あるが，椎間板ヘルニアがもっとも多い.

　　＝　**sciatic pain**
　　＝　**Ischias 【G】**

▌ sensory dissociation　　感覚解離

　　感覚障害の中で，触覚，振動覚や，温・痛覚が同程度ではなく，いずれかが強く障害されている状態．脊髄視床路型では，温・痛覚だけが障害され，触覚障害はないか軽く，深部覚と識別覚は侵されない．脊髄空洞症，前脊髄動脈症候群，上小脳動脈症候群などにみられる．後索型では，振動覚と位置覚の深部覚だけが障害され，温・痛覚は正常に保たれる．脊髄癆，後脊髄動脈症候群などで出現する．

▌ sensory disturbance　　感覚障害

　　感覚障害とは知覚の異常や感覚の鈍麻などが生じる障害で，以下のようなものがある．

⇒　**an〔a〕esthesia　感覚消失**：感覚が消失していること．元来触覚の消失に限定されていたが，現在では全ての種類の感覚消失に用いられる．

⇒　**analgesia　痛覚消失〈脱失〉〔症〕**：痛覚が脱失していること．

⇒　**hyp〔o〕esthesia　感覚〈触覚〉鈍麻**：痛覚・触覚などの感覚が極端に鈍い状態．

⇒　**hyperalgesia〈hyperalgegia〉　痛覚過敏**：痛み閾値を超えた刺激に対して痛みが亢進している状態．

⇒　**hyperesthesia　感覚過敏**：感覚が過剰に敏感な状態．

⇒　**hypoalgesia　痛覚鈍麻**：通常では痛みを生じる刺激に対して反応が低下した状態．

　　＝　**hypalgia**

　　＝　**hypoalgia**

▌ shoulder depression test

　　患者を座らせて，検者の片手で頚椎を健側に側屈させ，他方の手を肩の上に置き下方へ押し下げる．上肢の疼痛が誘発・増悪されれば，頚部神経根症を疑う．神経伸展テストの１つである．

　　＝　**Jackson test**

▊shoulder imbalance　　肩バランス異常

　側弯症などによる冠状面の脊柱変形により左右の肩の高さが異なった状態. 側弯症検診時のチェック項目の1つでもある. たとえば右凸の胸椎シングルカーブの場合には左肩が下がる場合が多く, 胸椎のダブルカーブの場合は上がる場合が多い. 術後に肩バランス異常をきたすこともあるので, 矯正の際には注意が必要である.

▊spasticity　　痙縮

　伸展反射の亢進により, 筋緊張が増大した状態. 痙性麻痺でみられる.

　⇒　**clasp-knife phenomenon　折りたたみナイフ様現象**：上位運動ニューロン障害に特徴的な反応の1つ. 痙縮状態にある関節伸筋を, 関節を授動的に屈曲させて引き伸ばすと, ある程度までは授動屈曲に対する抵抗があるが, その抵抗を乗り越えると容易に関節の屈曲が起こる.

▊spinal dissemination　　脊髄播種

　脳や脊髄の腫瘍細胞が脳脊髄液を介して運ばれ, 他の脊髄部分に再発することであり, 髄液播種ともいう.

▊spinal fluid　　脳脊髄症

　⇒　**cerebrospinal fluid 〈liquor〉**

▊spinal instability　　脊椎不安定〔性〕, 脊椎不安定〔症〕

　生理的運動負荷のもと, 脊椎の変位を抑制し, しかも脊髄や馬尾・神経根に損傷や刺激を与えず, さらに構築学的変化による変形や疼痛の出現を防ぐための能力が失われた状態. 矢状面（X軸）での前後屈で判定するが, 正常でも体が柔らかく可動性の大きな例もあり, 普遍性をもつ評価基準の作成は困難である.

　⇒　**rotatory instability　回旋不安定〔性〕**：体軸（Y軸）に対する左方向または右方向の回旋で発生する不安定性.

▌spinal reflex　脊髄反射

　脊髄に反射中枢がある反射の総称. その反射弓が同じ髄節, ないし隣接した 2, 3 の髄節にある髄節性反射（segmental reflex）と, いくつかの髄節にまたがる髄節間反射（intersegmental reflex）, または四肢間反射（interlimb reflex）などがある.

- ☞　**Achilles tendon reflex**　アキレス腱反射
- ☞　**biceps reflex**　上腕二頭筋反射
- ☞　**brachioradialis reflex**　腕橈骨筋反射
- ☞　**patellar tendon reflex**　膝蓋腱反射
- ☞　**triceps reflex**　上腕三頭筋反射
- ☞　**scapulohumeral reflex**〔**SHR**〕　肩甲上腕反射

▌straight-leg raising〔SLR〕test　下肢伸展挙上テスト

　患者を背臥位とし, 下肢の力を抜かせ, 足関節をやや底屈位とする. この状態で下肢を伸ばしたまま股関節を屈曲していく. 通常, 健常下肢は 80〜90°まで挙上できる. 坐骨神経痛で制限される角度を記載する.

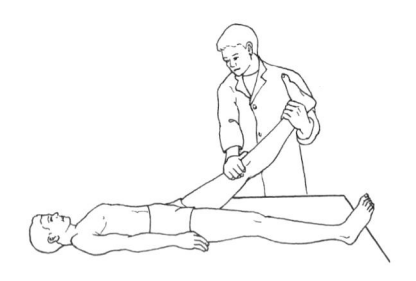

▌structural curve　構築性カーブ

　側弯で, 可撓性が正常より減少した弯曲. X 線像で, 背臥位にした患者の脊柱を弯曲凸側に側屈しても, カーブが十分矯正されない（25°未満にならない）ことによって証明される.

- ↔　**nonstructural curve**　非構築性カーブ

▮ superficial reflex　表在性反射

　皮膚および粘膜を針，綿などで刺激して起こす反射のことをいう．皮膚を刺激する皮膚反射と角膜などを刺激する粘膜反射がある．皮膚反射の消失は錐体路障害を示す．

> ⇒　**abdominal〔skin〕reflex　腹壁反射**：仰臥位で両膝を屈曲させて腹壁を軽く弛緩させる．腹壁を上・中・下に分け，先の鈍い針で腹壁を正中に向かって刺激する．より上位については季肋部に沿って外側方向に刺激する．健常者では腹壁筋の収縮により，臍あるいは白線が刺激された側に迅速に動く．

> ⇒　**cremasteric reflex　挙睾筋反射**：大腿の内側面に沿って上から下にピンなどで軽くこすると，同側の精巣挙筋が収縮して睾丸が挙上する．

> ⇒　**anal reflex　肛門反射**：肛門周辺や会陰部を針でこすったり，直腸内に指を挿入すると，肛門括約筋が反射的に収縮する．

▮ syndesmophyte　靱帯骨棘〔形成〕

　脊椎や椎間板近傍に生じる垂直方向の骨化現象で，次の2種類がある．1つは周辺（marginal）型で，薄く垂直方向に伸展する靱帯骨化であり，強直性脊椎炎にみられる．この完成像は，竹様脊柱（bamboo spine）と呼ばれる．次に，非周辺（nonmarginal）型では，1つの椎体中央から隣接椎に向かって伸び，厚い骨橋を形成する．尋常性乾癬や，Reiter症候群に伴う脊椎炎でもみられる．

▮ tension sign

　患者の頚椎を健側に後側屈させ，検者が上肢を肘関節伸展位，手関節背屈位に保ったまま肩関節を漸次，後外転させる．その際，疼痛やしびれが出現あるいは増強すれば陽性とし，頚椎から上肢にかけての神経系障害を疑う．神経根・腕神経叢の伸展テストである．

　（服部　奨，ほか：整外 Mook **6**: 13-40, 1979）

▍tetraplegia 〈quadriplegia〉　四肢麻痺

　上肢を含めた体幹以下の両側性の運動感覚麻痺. 多くは中位頚髄の障害によって生じ, 障害髄節では弛緩性, それ以下では痙性麻痺となる. ときに, 橋底部や両側大脳半球の病変で生じることがある.

▍3-minute elevated arm exercise test

　患者に, 坐位で両肩を90°挙上・外転し, 肘を90°屈曲した肢位をとらせ, 指の開閉を3分間継続させる. そのとき, 上肢の疲労感や疼痛などが誘発されて, この運動を継続不可能な場合, 胸郭出口部とくに肋鎖間隙での上腕の神経叢や, 鎖骨下動静脈の圧迫が疑われる.

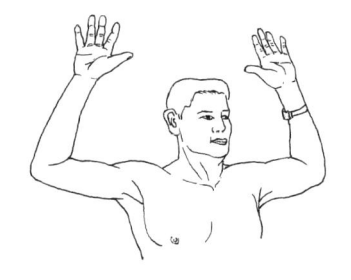

(Roos DB: Am J Surg **132**: 771-778, 1976)

　＝　**Roos test**

▍tight hamstrings　緊張性ハムストリングス

　著しい腰椎前屈障害と下肢伸展挙上テスト陽性を示すときにみられる大腿ハムストリング筋群が緊張した状態. 坐骨神経刺激で出現する.

　⇒　**Hüftlendenstrecksteife【G】　腰股伸展強直**：下肢伸展挙上テストで下肢, 殿部, 背部が, 一枚板のようになって持ち上がる状態. 腰背筋からハムストリングスまでの筋の著明な緊張により起こり, 若年性椎間板ヘルニア, 小児の馬尾腫瘍, 脊髄終糸症候群などでみられる.

■Tinel〔-like〕sign　　Tinel〔様〕徴候

　ティネル徴候．末梢側から神経幹を軽く叩打していくとき，ある部位で末梢の感覚支配域に電気が散るようなビリビリ感，形容しがたい違和感を訴える徴候．感覚神経線維が再生する際に，軸索の成長より髄鞘の成熟が遅れるため，再生軸索の先端に無髄部が生じ，その部が叩打などの機械的刺激に対して鋭敏になるために起こる現象である．

■toe gait　　爪先歩行

　下肢筋力評価法である．爪先立ちで歩行させ，踵の上がり具合を観察する．もし踵の上がりが不十分であれば，腓腹筋の筋力低下を意味する．

■tonic neck reflex　　緊張性頚反射

　頚部を一方に回し，その位置に固定したとき，顔面の向いた側の上・下肢は伸展して筋緊張を亢進する．反対側の上・下肢は，屈曲して筋緊張は減弱する．また，頚部を屈曲すると上肢屈筋・下肢伸筋優位となり，背屈すると上肢伸筋・下肢屈筋優位となる．この反射は錐体路障害，とくに中脳障害にてよく出現し，一般に片麻痺では麻痺側に顕著にみられる．また，原始反射としても知られており，生後4〜8週の新生児にも顕著に現れる．

■transitional vertebra　　移行椎

　頚胸椎，胸腰椎，腰仙椎の移行部において，いずれに属するか判定の困難な椎骨の総称．第1頚椎から順に数えなければはっきりしないことが多い．もっとも多くみられるのが，腰仙椎部の移行椎である．移行椎そのものは病的な状態を意味するわけでなく，無症状の患者において偶然発見される場合が少なくない．

　　⇒　**lumbarization**　腰椎化：第1仙椎が腰椎の形状を呈する．
　　⇒　**sacralization**　仙椎化：第5腰椎が仙椎と癒合している．

■triceps reflex　　上腕三頭筋反射

　反射弓 C6-8．上腕三頭筋腱を軽く叩打すると肘関節が伸展する反射．

■unstable fracture　　不安定型骨折

　脊椎の安定性を保つ構成要素が損傷され，生理的運動負荷で変形や転位が生じ，神経組織の障害の危険がある骨折をいう．Denis は，脊柱を前方支柱（前縦靱帯，椎体の前半分，線維輪の前方部），中央支柱（後縦靱帯，椎体の後半分，線維輪の後方部），後方支柱（椎弓根，椎間関節，椎弓，黄色靱帯，棘間靱帯，棘上靱帯）の 3 つの支柱（three-column spine concept）に分け，このうち 2 つ以上が損傷された場合を不安定型骨折とした．

　Magerl らは AO 骨折分類，A 型：椎体損傷に注目した compression injuries（圧迫損傷），B 型：前方柱と後方柱損傷に伸延損傷の distraction injuries（伸延損傷），C 型：前方と後方要素に回旋損傷を伴う anterior and posterior element injuries with rotation（回旋損傷）を報告した．さらに Vaccaro らは，骨折形態，神経損傷，靱帯支持組織損傷を点数化した Thoracolumbar Injury Classification and Severity Score〔TLICS〕を報告した．①圧迫骨折：1 点，②破裂骨折：2 点，③変位・回旋型：3 点，④伸延型：4 点，後方靱帯複合体の損傷なし：0 点，損傷の疑いあり：2 点，損傷あり：3 点，神経損傷状態を正常：0 点，神経根損傷：2 点，脊髄・円錐部損傷：不完全損傷 2 点，完全損傷 3 点，馬尾損傷：3 点と点数化し，各項目の合計点が 3 点以下は保存治療，4 点であれば術者の選択により，5 点以上であれば手術治療を検討するというスコアリングシステムである．

　（Denis F: Clin Orthop Relat Res **189**: 65–76, 1984）
　（Magerl F, et al: Eur Spine J **3**: 184–201, 1994）
　（Vaccaro AR, et al: Spine **30**: 2325–2333, 2005）

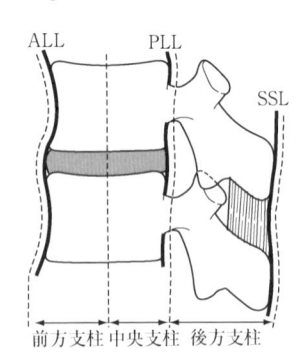

　ALL：前縦靱帯，PLL：後縦靱帯，SSL：棘上靱帯
　（Denis F: Spine **8**: 817–831, 1983 より改変）

vacuum phenomenon

　X線像で，椎間腔や椎体にガスの存在を示唆する透亮像がみられる現象であり，臥位や立位側面伸展位でみられることが多い．椎間板組織の変性に基づく断裂や裂隙形成，とくに急激な椎間板変性に関連して生じるとされている．一方，椎体圧迫あるいは破裂骨折で偽関節になったときにもみられる現象である．内容物は窒素ガスであるとの説が有力である．

　　＝　　vacuum cleft

vertebral collapse　　椎体圧潰

　椎体高が後天的原因により減少した状態．外傷，炎症，腫瘍あるいは代謝性骨疾患などが原因となり，全体として椎体高が減少して扁平化したり，前方部分が強く楔状化したりする．

vertebral scalloping

　椎体の前縁または後縁が，半球状または弧状に侵食された状態．椎体骨皮質，椎間板，終板は通常保たれており，腫瘍（神経鞘腫，神経線維腫など），動脈瘤，髄膜瘤などの慢性圧迫，あるいは脊椎カリエス膿瘍による破壊によって形成される．

vertebral spur　　椎体骨棘

　椎間板変性や椎体間の異常可動性により，線維輪付着部や椎体骨膜への刺激，さらに断裂や剥離が起こり，血管新生も加わって，反応性の骨増殖が椎体辺縁部に生じたもの．X線像で椎体縁から外方に伸びて鈎状に曲がるものと，椎体縁から1mm程度離れた部位から水平に突出するものとに大別される．前者はclaw spurで椎間板変性を，後者はtraction spurで脊椎不安定性を示唆するとされている．

waist line asymmetry　　ウエストラインの非対称性

　外観上のウエストラインの左右非対称で，側弯症の特徴的な身体所見の1つ．腰椎側弯を伴うと増強する．

　　⇒　　Taillensche Dreiecke【G】　腰側三角：上肢を下垂した立位中間位で，背面から観察してみられる上肢内側と体幹外側の間の三角形．

▌wedge〔-shaped〕vertebra　　楔状椎

椎体が楔形になった状態. 骨粗鬆症, 骨折, 先天性異常で出現する.

▌well-leg-raising test　　健側下肢伸展挙上テスト

健側の下肢を膝伸展で挙上し, 患側の疼痛の有無をみるテスト. 神経根の内側部に, 腰椎椎間板ヘルニアなどの大きな椎間板膨隆があると陽性になる.

　　(Woodhall B, et al: J Bone Joint Surg **32**-**A**: 786-792, 1950)

　＝　**cross-leg test**　交叉下肢テスト
　＝　**cross Lasègue test**
　＝　**cross-over sign**　交叉徴候

▌Williams test　　Williams テスト

ウィリアムズテスト. 患側の股関節を屈曲 (flexion), 内転 (adduction), 内旋 (internal rotation), 伸展 (extension) させ, 仙腸関節の疼痛が誘発されるかどうかをみるテスト.

　　(Williams PC: Am Acad Orthop Surg Instr Couse Lect **10**: 90-120, 1953)

　＝　**FADIRE test**：股関節の肢位の flexion, adduction, internal rotation, extension の頭文字をとって FADIRE test とも呼ばれる.

▌xanthochromia　　キサントクロミー

脳脊髄液が黄色を呈した状態. 原因は種々あり, 脳脊髄液中への比較的古い出血, 血液中の胆汁色素の漏出, くも膜下腔閉塞などによる脳脊髄液のうっ滞で認められる.

　☞　**Nonné-Froin sign**　Nonné-Froin 徴候

V. 画　像

▌anteroposterior diameter of the spinal 〈vertebral〉 canal
脊柱管前後径

　脊柱管の大きさを表す方法の1つ．X線側面像で，椎体後面から椎弓前面までの距離を測定する．頚椎で測定されることが多い．頚髄症は先天的にまたは発育途上で脊柱管前後径が狭いことが多く，測定値は脊髄症の診断に重要である．

　⇒ **space available for the spinal cord** 〔SAC〕　**有効脊柱管前後径（脊髄余裕空間）**：頚椎単純X線側面像（管球フィルム間距離1.5 m）から脊髄の入っている脊柱管の前後径を計測し，脊髄を含むと推測される空間を数値で表現するものである．環軸関節前方亜脱臼（atlantoaxial anterior subluxation）〔AAS〕の場合には，屈曲位における軸椎歯突起背側と前方へ移動した環椎後弓腹側との間の距離で示す．また，頚椎後縦靱帯骨化症では純粋な脊柱管前後径から骨化巣の前後径を差し引いた値がSACとなり，これを有効脊柱管前後径とも呼ぶ．

▌atlas-dens interval 〔ADI〕　　環椎歯突起間距離

　頚椎X線側面像における，環椎前弓後面中央と歯突起前面との距離．小児の正常値は4 mm以下，成人の正常値は3 mm以下である．

　= **atlantodental distance** 〔ADD〕

　= **atlas-dens distance** 〔ADD〕

　⇒ **posterior atlanto-odontoid interval** 〔PADI〕：ADIより鋭敏に神経障害と関連する．14 mm未満で神経障害を生じることが多い．

　　　　　　(Boden SD, et al: J Bone Joint Surg Am **75**: 1282–1297, 1993)

▌bone scan〔ning〕　骨シンチグラフィー

　骨に集積する放射性同位元素標識トレーサーを静注後，シンチカメラで全身および局所のイメージを撮影する核医学画像検査．放射性医薬品として古くは ^{85}Sr, ^{87m}Sr, ^{47}Ca が用いられたが，現在では ^{99m}Tc 標識リン酸化合物，とくに ^{99m}Tc メチレンジホスホネートが繁用される．腫瘍，炎症，外傷などの病巣部に，放射能集積が増強する．

　＝　**bone scintigraphy**
　＝　**bone scintiscan**

▌cisternal puncture　大槽穿刺〔法〕

　後頭下正中から，硬膜，くも膜を貫通して，大後頭孔部の大槽と呼ばれるくも膜下腔に，穿刺針を刺入する操作をさす．脳脊髄液の採取のほか，造影剤注入により下行性脊髄造影に利用される．

　＝　**suboccipital puncture　後頭下穿刺〔法〕**
　⇒　**lateral cervical puncture　頚椎側方穿刺**：C1〜2 間のくも膜下腔に穿刺する方法．患者を腹臥位とし，X 線透視下に乳様突起の後下方から，C1〜2 間の脊柱管後方 1/3 に向け，両耳孔に平行に刺入する．

▌clavicle angle

　全脊柱立位正面像において，水平線と左右鎖骨の最も高い位置を結んだ線がなす角度．

▌Cobb angle　Cobb 角

　コブ角．側弯および後弯度の計測法．弯曲カーブの上部と下部にあり，最大傾斜する椎体（終椎）の上縁と下縁に平行線を引き，それぞれ垂線を立て互いに交わる角度．

　　（Cobb JR: Am Acad Orthop Surg Instr Course Lect **5**: 261-275, 1948）

　⇒　**apical vertebra　頂椎**：カーブの頂点の椎体．通常，最大回旋を示し，もっとも水平で楔状変形が強く，脊柱軸からもっとも偏位している．
　⇒　**end vertebra　終椎**：カーブの上端と下端にあり，水平面に対し

最大傾斜する椎体.

▍computerized tomography〔CT〕　コンピュータ断層撮影〔法〕

　X線装置とコンピュータを使って，人体の精密な横断断層像を撮影する方法．従来のX線撮影では解像できない低コントラストの組織を鮮明に描出できる．整形外科領域では，脊椎・骨盤疾患，腫瘍性病変などにとくに有用であり，脊髄造影，椎間板造影にCTを併用すれば診断的意義が一層高まる．3次元構築が可能である（3D-CT）.

- ＝　**computed tomography〔CT〕**
- ＝　**computer assisted tomography**
- ＝　**computerized axial tomography**
- ＝　**CT scan〔ning〕**
- ＝　**three-dimensional CT〔3D-CT〕**
- ⇒　**CT angiography**
- ⇒　**helical CT**：X線管球と検出器の構造的な関係は従来のCTと変わりないが，X線管球が体軸に対してらせん状に走査する．より高速で細かいスライス幅の画像が描出されるようになった.
- ⇒　**multidetector-row CT**：体軸方向に複数列の検出器が備えられていて，検出器列が1回転するごとに複数スライスの画像が得られる．データ収集幅がより薄くなり，撮像時間も大幅に短縮されている．血管や神経，内臓臓器を含む3次元再構成画像もより詳細に描出することができる.
- ⇒　**multi planar reformat〔MPR〕　任意断面再構成**：3次元の等方性ボクセルデータから，対象物の任意の方向の断面を再構成して表示する方法.

▍contour line photography　等高線写真〔法〕

　格子を通した光を物体に当て，これを同じ格子を通してみると，物体の表面に地図の等高線と同じ縞模様ができる．工学関係では，物体表面の性状の検査に使われている．医学では，歯科，口腔外科，形成外科領域で，顔面の形態検査に応用されている．また側弯症の集団検診に，その非侵襲性と客観性の高いことで利用されている.

　＝　moiré topography　モアレ

■costovertebral angle　　肋骨椎体角〈肋椎角〉

　乳幼児側弯の予後を判定する計測法である．頂椎での肋骨頭部と頚部の中点を結ぶ線と，頂椎の縦軸のなす角度をさす．凹側と凸側の角度の差をrib-vertebra angle difference と呼び，20°以上であれば，その弯曲は進行性である可能性が高いとされる．

　　(Mehta MH: J Bone Joint Surg Br **54**: 230–243, 1972)

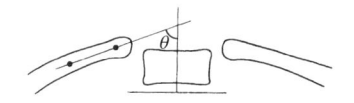

■craniometry　　頭蓋計測法

　X線像から，頭蓋と環椎・軸椎との位置関係を計測するもの．主に，軸椎歯突起の頭蓋内への陥入の程度の評価に用いる．多くの方法が発表されているが，一般に McGregor 法が用いられることが多い．関節リウマチでは歯突起の破壊がみられ，陰影が不鮮明なことが多いので，Ranawat 法や Redlund-Johnell 法が有用である．

　①**bimastoid line 法**：正面像において，両側の乳様突起先端を結ぶ線と歯突起先端との距離．歯突起先端が bimastoid line より 10 mm 以上上方にある場合を異常とする．

　②**Chamberlain 法**：側面像において，硬口蓋後縁と大後頭孔後上縁を結ぶ線（Chamberlain line）と歯突起先端との距離．成人の正常値は−11～5 mm.

　　(Chamberlain WE: Yale J Biol **11**: 487–496, 1939)

　③**McGregor 法**：側面像において，硬口蓋後縁と大後頭骨下縁を結ぶ線（McGregor line）と歯突起先端との距離．成人の正常値は−8～7 mm.

　　(McGregor M: Br J Radiol **21**: 171–181, 1948)

　④**McRae 法**：側面像において，大後頭孔の前縁と後上縁とを結ぶ線と歯突起先端との距離．成人の正常値は−13～−1 mm.　②～④の3法

は, いずれも基準線より上方を＋, 下方を－とする.

(McRae DL, et al: Am J Rentgenol **70**: 23-45, 1953)

⑤ **Ranawat 法**：側面像において, 環椎前弓の中心と後弓の中心とを結ぶ線と, 軸椎椎体部での椎弓根影の中心点との距離. 成人の正常値は男性 13〜21 mm, 女性 12〜21 mm.

(Ranawat CS: J Bone Joint Surg **61**-**A**: 1003-1010, 1979)

⑥ **Redlund-Johnell 法**：側面像において, McGregor line と軸椎椎体下縁の中点との距離. 成人の正常値は男性 31〜50 mm, 女性 29〜45 mm.

(Redlund-Johnell I, et al: Acta Radiol Diag **25**: 23-28, 1984)

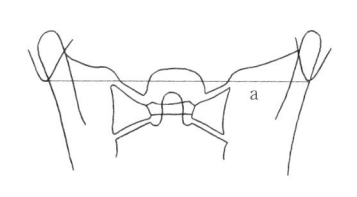

a : bimastoid line   a : Chamberlain line, b : McGregor line
                          c : McRae line

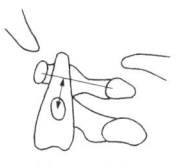　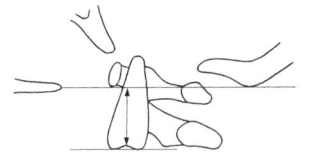

Ranawat 法   Redlund-Johnell 法

▌disc 〈disk〉 height index

脊椎 X 線側面像で, 椎間腔の高さの最小値を下位の椎体の高さの最大値で割った値. 椎間腔狭小の評価に用いられる.

▌disc〈disk〉wedge angle　　椎間板部楔状角

　X線立位前後像における側弯の頂椎部椎間板の上下椎体面のなす角度θで，側弯の程度が強くなるに従って楔状角が大きくなる．

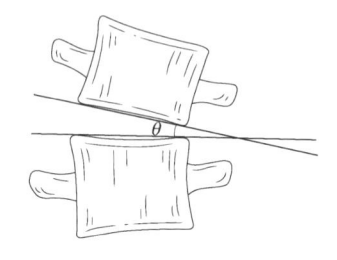

▌discography〈diskography〉　　椎間板造影〔法〕

　椎間板腔に造影剤を注入し，髄核の形態，椎間板変性の程度，および椎間板ヘルニアの有無を描出する．椎間板性腰痛における責任高位の診断には，造影剤注入時の症状再現の有無が有用であるが，局所麻酔薬の注入による腰痛の消失あるいは軽減も信頼性が高い．

　　（Ohtori S: Spine **34**: 1345-1348, 2009）

　⇒　**CT discography〈diskography〉**〔**CTD**〕：椎間板に造影剤を注入後，CTを行う方法．椎間板ヘルニアの程度と脱出の方向がとらえられる．

▌dual energy X-ray absorptiometry〔DXA〕　　二重エネルギーX線吸収法

　2つの異なったエネルギーのX線の身体への吸収量を測定し，骨塩相当量を算出，分析する方法．腰椎，大腿骨頚部をはじめとする全身のあらゆる部位で，非侵襲的かつ高精度に，骨塩定量が可能である．DPA法より優れている．

　⇒　**dual photon absorptiometry**〔**DPA**〕：ラジオアイソトープから放出される2種類のγ線を用いる方法．

■ epidurography　　硬膜外造影〔法〕

脊髄硬膜外腔を穿刺し，水溶性造影剤を注入して造影を行う硬膜外腔の画像診断法．脊髄造影に比べて合併症は少ないが，artifact が出やすいのが欠点である．

　＝　**peridurography**

■ functional MRI〚fMRI〛　　機能的 MRI

局所脳血流の BOLD（blood oxygenation level dependent）効果を利用して神経活動をイメージングする方法である．BOLD 効果とは血中のヘモグロビン（Hb）の磁性の差を利用し，血流変化から神経活動を間接的に評価する手法である．最近では，解析拡散強調画像（DWI）を用いた脳白質神経走行描出画像（tractography）でも描出がむずかしかった皮質延髄路を含めた錐体路についても，この functional MRI の併用によって描出できるようになった．

■ interpedicular distance〚IPD〛　　椎弓根間距離

X 線前後像において，両側椎弓根内縁の距離を椎弓根間距離という．頚椎から腰椎までの椎弓根間距離を，グラフとして連続して表示したものをElsberg-Dyke 曲線という．脊柱管占拠性病変により，しばしば椎弓根間距離は拡大する．椎弓根間距離が減少する疾患としては軟骨無形成症などがある．

　（Elsberg CA, et al: Bull Neurol Inst New York **3**: 359-394, 1934）

　⇒　**Elsberg-Dyke curve　Elsberg-Dyke 曲線**

■ K-line

頚椎後縦靱帯骨化症に対する術式選択における簡便な指標．骨化巣と頚椎アライメントの両要素を内包した評価指標である．単純 X 線側面像で第 2 頚椎と第 7 頚椎高位の脊柱管中央を結ぶ線を K-line とし，骨化巣の頂点が K-line を越えないものを K-line（＋），頂点が K-line 上にある・越える場合を K-line（−）と定義する．

　（Fujiyoshi T, et al: Spine **33**: E990-993, 2008）

　⇒　**moidefied K-line**：頚椎 MRI 矢状断像（T1 強調画像）で C2，C7

　　　脊髄中央を結ぶ線を modified K-line とし，脊柱管に最も突出する
　　　前方圧迫因子からこの線までの距離（INT min）が 4 mm 以下の
　　　場合には術後間接除圧不足のリスクがある．
（Taniyama T, et al: Spine **38**: 496-501, 2013）

▌laminar angle　　椎弓角

　　椎体前縁に，垂直な椎弓根を通る線と，椎弓とがなす角度．

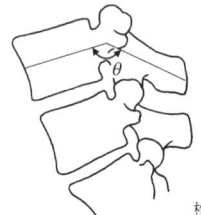

椎弓角（θ）

▌last touched vertebra

　　立位 X 線正面像で仙骨中点を通る垂線（central sacral vertical line）が
触れる最も頭側の椎体．側弯症の LIV 決定の際の指標となる．

▌lower〈lowest〉instrumented vertebra〚LIV〛　　下位固定椎

　　インストゥルメンテーションを用いた多椎間固定において最も下位に位
置する椎骨．
　　☞　**upper instrumented vertebra〚UIV〛　上位固定椎**

▌lumbosacral angle　　腰仙角

　　腰椎 X 線側面像において，腰椎と仙椎のなす角度．Junghanns 法がよ
く用いられる．第 5 腰椎上・下縁の中央を結ぶ線と，第 1 仙椎上・下縁
の中央を結ぶ線とのなす角度で示す．

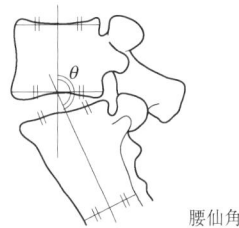

腰仙角

▮ magnetic resonance imaging〔MRI〕　磁気共鳴映像〔法〕，核磁気共鳴画像〔法〕

生体を構成している原子核，主に水素原子核の核磁気共鳴現象（nuclear magnetic resonance）〔NMR〕を画像化したもの．NMR は原子核が磁場中で特定の波長の電磁波を共鳴吸収し，次いで電磁波を放出する現象である．本法の特徴には以下のものがある．すなわち，非侵襲性で安全な検査である．コントラスト分解能が優れ，造影剤を用いることなく軟部組織を描出することができる．任意の断面像が電気的操作のみで得られる．撮像法や撮像のパラメータを変化させると，情報の異なる画像が得られる．すなわち画像を構成するパラメータとして，T1（縦緩和時間），T2（横緩和時間），水素原子核密度，流れの4つがある．T1 強調像では，脊髄は中信号，脳脊髄液は低信号に描出される．T2 強調像では，脳脊髄液は高信号に描出される．

● MRI による椎間板変性の分類（Pfirrmann 分類）

T2 強調画像による椎間板変性度の分類で，髄核と線維輪の境界の明瞭性，髄核の輝度と均一性，椎間板高によって grade Ⅰ～Ⅴに分類される．

（Pfirrmann CW: Spine **26**: 1873-1878, 2001）

⇒　**Gd-DTPA 造影 MRI**

⇒　**MR myelography**

⇒　**3D-MRI**

⇒　**MR angiography〔MRA〕**：血液のように流れる液体からの NMR 信号は，その位相や振幅が静止部位からの信号とは異なる．この違いを利用して血管（血流）の画像を得る MR 検査法が MRA である．

⇒　**maximum intensity projection〔MIP〕**：再構成されたシリーズ画

像から，最大の intensity の値で再計算した画像．MRA で用いられる．

⇒ **MRI 拡散強調画像**

⇒ **diffusion weighted image〔DWI〕　拡散強調画像**：MRI のシーケンスの一種で，水分子の拡散運動を画像化したもので，拡散が活発な領域ほど低信号として現れる．見かけ上の拡散係数（apparent diffusion coefficient〔ADC〕）を求めて定量化することができる．コンピュータ断層撮影〔CT〕で描出できない，超急性期または急性期の脳梗塞や脊髄梗塞の診断に非常に有用で，救急医療で広く用いられている．脊髄や神経根などの病変を描出するのにも利用される．

▎Meyerding classification　　Meyerding 分類

　マイアディング分類．腰椎 X 線側面像において，腰椎のすべりの程度を評価するもの．すべりのある椎体後下縁が四等分した下位椎体上縁のどこに位置するか，ですべりの程度を 4 段階で表す．

　　（Meyerding HW: Surg Gynec Obstet **54**: 371-377, 1932）

⇒ **percent（%）slip（Marique-Taillard method）**：隣接した椎体の上縁と下縁の接線の交点を中心として，コンパスで上位椎体後下縁と下位椎体後上縁との距離の差を計測し，下縁椎体の前後径で割ってすべりの程度を%で表示したもの．

　　　（Taillard W: Acta Orthop Scand **24**: 115-144, 1954）

▎Modic change

　MRI において椎体終板と軟骨下骨に認められる信号変化を示す．3 つのタイプ（タイプⅠ：T1 強調像で低信号，T2 強調像で高信号，タイプⅡ：T1 強調像で高信号，T2 強調像で高信号，タイプⅢ：T1 強調像で低信号，T2 強調像で低信号）に分類されている．脊椎の感染や不安定性，腰痛の指標に用いられることがある．

　　　（Modic MT: Radiology **166**: 193-199, 1988）

myelography　　脊髄造影〔法〕

脊柱管内の空間占拠性病変の有無，あるいは神経組織の圧迫状態を知る目的で，脊髄くも膜下腔に専用水溶性造影剤を注入する．硬膜管，脊髄，馬尾および神経根の形態を観察する．

⇒　**CT myelography〔CTM〕**：脊髄くも膜下腔に造影剤を注入後，CT を行う方法．脊髄あるいは硬膜管の横断面での形態がとらえられる．

⇒　**MR myelography**：脳脊髄を高信号に描出する条件下に T2 強調像を撮像する手法である．3 次元撮像により硬膜管の立体的な形態を間接的に把握することができるが，脳脊髄液を信号化したものであるため，脊髄や馬尾などを観察することはできない．

neutral vertebra

カーブの上下終椎あるいはその近傍で椎体回旋のない椎体．側弯症固定範囲決定に用いられる指標の 1 つ．

occipito-C2 angle〔O-C2 angle〕　　O-C2 角

頚椎 X 線側面像で，McGregor 線と C2 椎体終板下縁のなす角度．計測値はばらつきが大きく基準値の定義はない．O-C 固定術等での O-C2 角の減少は，下顎の後方移動による咽頭腔の器質的狭窄をもたらし，嚥下障害や呼吸障害の危険因子である．

（Miyata M, et al: Spine **34**: 184-188, 2009）

pedicle sign

脊椎 X 線前後像において，椎弓根を示すリング状陰影が消失する状態．腫瘍など破壊性病変が椎体から椎弓根へと浸潤し，椎弓根皮質骨を破壊することで，そのリング状陰影を消失させる．片側性の場合，左右の椎弓根像が非対称となり，フクロウが片目を閉じてウインクをするような像となる（"winking owl" sign）．

（Jacobson HG, et al: Am J Roentgen **80**: 817-821, 1958）

positron emission tomography〔PET〕　　ポジトロン断層法

陽電子検出を利用したコンピュータ断層撮影技術で，他の核医学検査と同様に，生体の機能を観察することに特化した検査法である．放射性薬剤としては，主にブドウ糖代謝の指標となる18F-FDGが使用され，心疾患に13N-アンモニア，脳疾患に11C-メチオニンや11C-コリンが使用されることもある．全身を同時に調べることができ，悪性疾患や炎症性疾患の発見に有用であるため，人間ドックにも採用されている．また，PETと形態描出能に優れたCTを一体化した装置PET/CTによる融合画像を用いることにより診断精度が向上した．

retropharyngeal space　　咽頭後間隙

頸椎X線側面像において，軸椎椎体前下縁から咽頭腔後壁までの距離．小児の正常値は2〜7mm（平均3.5mm），成人の正常値は1〜7mm（平均3.4mm）で，化膿性炎症，腫瘍，外傷性血腫などで拡大する．
頭蓋底から上縦隔に及ぶ頸部正中深部に存在する粗な結合組織からなる間隙で，頸椎周囲の血腫や感染が同腔を通じて拡大し，気道圧迫や縦隔炎を生じる場合もある．

retrotracheal space

頸椎X線側面像における，第6頸椎椎体前下縁から気管後壁までの距離．小児の正常値は5〜12mm（平均7.9mm），成人の正常値は9〜22mm（平均14.0mm）．化膿性炎症，腫瘍，外傷性血腫などで拡大する．

rib pencilling

肋骨が侵食性変化で鉛筆のように先細り状になった状態で，典型的な神経線維腫症にみられるX線所見の特徴．著しい骨変化があり，脊柱変形の強い部分に隣接した肋骨所見に起こり，重症例では両側性に多発する．

Risser sign　　Risser 徴候

リッサー徴候．腸骨の骨端核（apophysis）の出現状態を6段階に分類し，骨成熟度を知る方法．一般に側弯症において，脊柱の骨成長の程度の判定に用いる．腸骨骨端核は，第二次性徴期に腸骨外縁に出現し，その後，仙

腸関節近傍に向けて腸骨後方内側へ骨端核が進展する．腸骨内側端に達したのち，骨端線は最終的に閉鎖，癒合する．この時点を脊柱の骨成長の終了とみなす．

（Risser JC: Am Acad Orthop Surg Instr Course Lect **5**: 248-260, 1949）

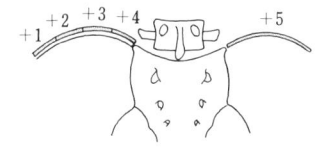

rugger jersey spine

　X線像で，椎体の上・下縁に帯状の骨硬化像の出現が認められるもの．腎性骨ジストロフィー，二次性上皮小体機能亢進症，大理石病，濃化異骨症，Paget病などで出現し，胸腰椎部に多い．

sacral inclination　　仙椎傾斜〔角〕

　立位のX線側面像において，垂直軸と第1仙椎椎体後面のなす角度で，仙椎の傾きを表す指標である．通常，仙椎は立位時に腹側へ傾いているが，腰椎すべりの増強につれて垂直化し仙椎傾斜は減少する．

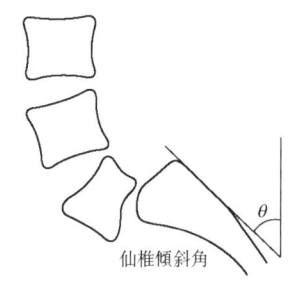

仙椎傾斜角

sacrum acutum　　急峻仙骨

　Junghanns が提唱した腰仙角（側面像で腰仙椎各々の椎体二等分線のなす角（図の角度aで平均143°）や，仙岬角（側面で腰仙椎各々の椎体前面に引いた線のなす角（図の角度bで平均129°）が，直角に近くなった

状態, 軟骨無形成症で著明なものが多い.

(Junghanns H: Arch Orthop Unfallchir **29**: 118-127, 1930)

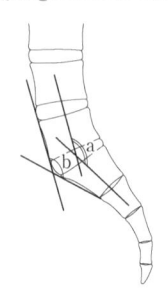

▌〔selective〕radiculography　〔選択的〕神経根造影〔法〕

　神経根症における障害神経根の診断に用いる. 神経根が椎間孔から出たところで経皮的に針を刺入し, 水溶性造影剤を注入して神経根を造影する方法. 針刺入時の疼痛の分析および局所麻酔薬注入（神経根ブロック）による疼痛の消失が, 障害神経根の確定に有用である.

▌〔selective〕spinal angiography　〔選択的〕脊髄血管造影〔法〕

　経皮的に動脈カテーテルを挿入し, 分節動脈までカテーテルを進めて, 脊髄血管を選択的に造影する検査.

▌skeletal age　骨年齢

　骨成熟度に基づいた年齢. 一般的には, 左手および手関節の X 線像で, 各骨の骨核や骨端核の大きさ, 形状などから成熟度を判断し, 算定する方法がとられている. Greulich & Pyle の図譜, Distal Radius and Ulna classification, Sanders score などが用いられる. なお発育期の患者では, 椎体の骨成熟度の評価や側弯カーブの進行を予測するために, 骨年齢と暦年齢（chronological age）を対比することが重要である. 暦年齢の判定には, 思春期の第二次性徴の度合いを評価する Tanner stage が用いられることが多い.

(Greulich WW, et al: Radiographic Atlas of Skeletal Development of the Hand and Wrist, Stanford Univ Press, Stanford, 1950)

(Luk K, et al: Spine J **14**: 315–325, 2014)
(Sanders JO, et al: Spine **31**: 2289–2295, 2006)
(Marshall WA, et al: Arch Dis Child. **44**: 291–303. 1969)
(Marshall WA, et al: Arch Dis Child **45**: 13–23. 1970)

= **bone age**

☞ **Risser sign　Risser 徴候**

▊ slip angle　すべり角

立位 X 線側面像において，第 5 腰椎椎体下面と第 1 仙椎椎体後面に垂直な直線とのなす角度．腰椎すべりの程度，不安定性ならびに進行の評価に重要な指標である．一般に，この角が大きい場合，sacral inclination が小さくなる．

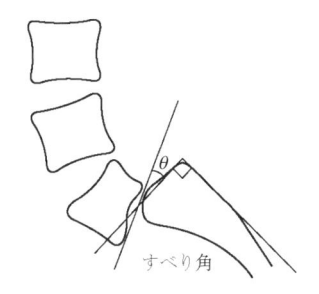

すべり角

▊ spinopelvic parameters　脊椎骨盤パラメータ

中高年齢者の脊椎では，Legaye らや Schwab らによって，矢状面バランスを良好に保つ（spinopelvic harmony）ことが重要であり，脊椎や骨盤において，以下のような計測値が用いられる．

pelvic incidence〚PI〛：仙骨上縁の中点をとり，同点を通る仙骨上縁への垂線と同点と両大腿骨骨頭の中心を結ぶ線分の中点とを結ぶ線分のなす角．

pelvic tilt〚PT〛：仙骨上縁の中点と両大腿骨骨頭の中心を結ぶ線分と鉛直線のなす角．

sacral slope〚SS〛：仙骨上縁と水平線のなす角．

thoracic kyphosis〚TK〛：T5 椎体上縁と T12 椎体下縁のなす角．

lumbar lordosis〚LL〛：L1 椎体上縁と S1 上縁のなす角．

sagittal vertical axis〚SVA〛：C7 plumb line（C7 椎体中央からの鉛直線）と S1 椎体の後上隅角との距離.

overhang：仙骨上縁の中点からの鉛直線と大腿骨骨頭の中心との距離.

なお，pelvic incidence は，骨成長終了時は基本的には一定の値をとり，肢位などによって変化しないが，pelvic tilt や sacral slope は肢位などにより変化し，pelvic incidence ＝ pelvic tilt ＋ sacral slope の関係を示す．これらの骨盤パラメータは，腰椎前弯などの脊椎の矢状面形態と密接な関連がみられる.

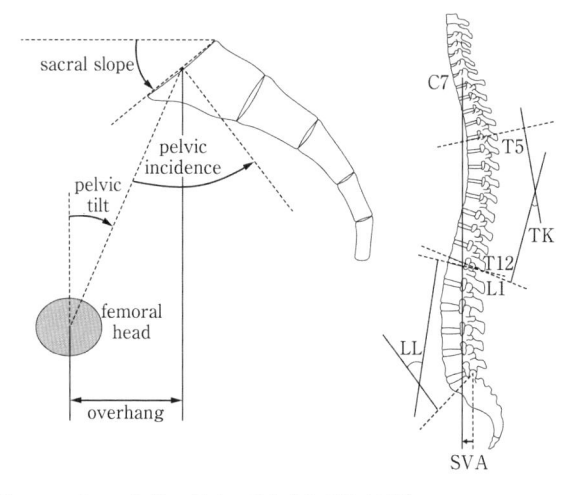

（Legaye J, et al: Eur Spine J **7**: 99–103,1998）
（Schwab F, et al: Spine **34**: 1828–1833, 2009）

■ stable vertebra

　立位 X 線正面像で仙骨中央を通る垂線（central sacral vertical line）〚CSVL〛によりおおむね二分される椎体．側弯症固定範囲決定に重要である.

▎T1 pelvic angle〔TPA〕

T1 椎体と大腿骨頭中心を結ぶ線と大腿骨頭中心と仙骨上縁中点を結ぶ線のなす角. 体幹前傾と骨盤後傾を合わせた矢状面アライメントの指標で, 姿勢に左右されにくいことが特徴.

(Protopsaltis T, et al: J Bone Joint Surg Am **96**: 1631-1640, 2014)

☞　**sagittal alignment**　矢状面アライメント

▎thermography　　サーモグラフィー

皮膚から発生する赤外線を赤外線感知装置でとらえ, 情報をエレクトロニクスで画像処理することによって高温の部位や低温の部位を色分けし, 皮膚の温度分布を明らかにする検査.

▎ultrasonography　　超音波診断〔法〕

超音波が物質中を伝播するときに, 密度の境界で反射される原理を利用し, 反射波の周波数や時間を測定して物質内部を画像化する診断法. 非侵襲的で, 動的検査, 反復検査が可能なため, 広く利用されている.

＝　**echography**

▎upper instrumented vertebra〔UIV〕　　上位固定椎

インストゥルメンテーションを用いた多椎間固定において最も上位に位置する椎骨.

☞　**lower〈lowest〉instrumented vertebra〔LIV〕**　下位固定椎

▎vertebral rotation　　椎体回旋

構築性側弯では, 椎体の回旋を伴う. 評価法は, 全脊柱X線正面像において, 弯曲の凸側の椎弓根像の位置によって判定される Nash & Moe 法がもっとも一般的である. 椎体の凸側半分を三分し, 椎弓根像の位置によって Grade 0～4 までの 5 段階に分類する.

(Nash CL, et al: J Bone Joint Surg **51-A**: 223-229, 1969)

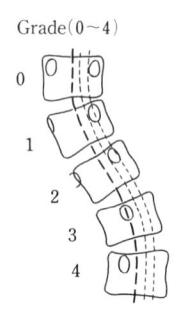

Grade(0～4)

0
1
2
3
4

Nash & Moe method

▌ vertebral wedge angle

　X 線前後像において，側弯頂椎の上下椎体面のなす角度．側弯の程度に応じて，この値は大きくなり，治療成績予測の指標として用いられる．

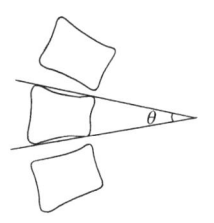

θ

vertebral wedge angle

VI. 疾　患

■achondroplasia　　軟骨無形成〔症〕

　FGFR3 の変異によって起こされる軟骨内骨化障害による四肢短縮型の小人症．頭蓋底部の骨化障害により後頭蓋窩が小さく，大後頭孔も狭小化する．水頭症，脳室拡大，巨大頭蓋を伴う．前額と下顎が突出し，鞍鼻を伴う特有の顔貌を呈する．長管骨は太く短い．脊柱では胸椎で後弯が，腰椎で前弯が増強している．胸椎下部や腰椎で脊柱管前後径，横径がともに狭小となり（脊柱管狭窄），胸腰椎移行部は高度な後弯変形を呈する．このため，脊髄や馬尾，神経根の症状が出現する．

　　（Parrot J: Bull Soc Anthrop **1**: 296-308, 1878）

■acute disseminated encephalomyelitis〔ADEM〕　　急性散在性脳脊髄炎

　ウイルス感染後やワクチン接種後に起こる脳脊髄のアレルギー性障害．多発性硬化症〔MS〕や脊髄梗塞との鑑別が重要．

■acute neck pain　　急性頚部痛

　急激に発生した頚部痛の総称で，種々の原因により発生する．多くは椎間板線維輪の断裂，椎間関節の捻挫あるいは頚椎部の筋や靱帯の損傷によるものである．一般に疼痛は短期間に改善する．

■acute transverse myelitis　　急性横断性脊髄炎

　急性または亜急性に横断性脊髄症状（対麻痺，四肢麻痺，体幹のあるレベル以下の対称性感覚障害，膀胱直腸障害）を呈する．原因は不明であるが，先行感染により脊髄に対する免疫の病的な活性化が関与すると考えられている．

▋adjacent segment disease 〈degeneration〉〔ASD〕　　隣接椎間障害

　　脊椎インストゥルメンテーションなどによる固定椎間の隣接椎間に発生する X 線像上の変性変化，または隣接椎間に由来する新たな障害や症状.

　　　(Hilibrand AS, et al: Spine J **6** (Suppl): 190S-194S, 2004)

▋adult spinal deformity〔ASD〕　　成人脊柱変形

　　骨成熟後に見られるあらゆるタイプの脊柱変形. 小児期の変形の遺残，加齢による椎間板変性の進行，骨粗鬆症，神経筋疾患などさまざまな原因により生じる. SRS-Schwab 分類により冠状面の評価に加え，矢状面での脊椎骨盤パラメータの評価も加えた包括的な分類が行われている.

　　　(Schwab F, et al: Spine **37**: 1077-1082, 2012)

▋Allen-Ferguson classification　　Allen-Ferguson 分類

　　アレン・ファーガソン分類. 破壊された頚椎の構成要素を単純 X 線像から推定し，受傷時の main force vector と頚椎動態を併記し，これを損傷程度により細分する中下位頚椎損傷の分類. 以下の 6 型に分類される. compressive flexion injury, compressive extension injury, vertical compression injury, distractive flexion injury, distractive extension injury, lateral flexion injury

　　　(Allen BL Jr, et al: Spine **7**: 1-27, 1982)

▋amyotrophic lateral sclerosis〔ALS〕　　筋萎縮性側索硬化症

　　運動ニューロン疾患〔MND〕のうち上位および下位運動ニューロン障害の症状を示す病型. 中年男性に多く発症し，多くは四肢末梢から始まる筋萎縮がやがて舌・延髄支配筋・下肢へと進行する.

▋amyotrophy　　筋萎縮症

　　筋組織が萎縮する疾患. その原因によって神経原性，筋原性，不動性に大別される.

　　＝　**muscular atrophy**

■ankylosing spondylitis〔AS〕　　強直性脊椎炎

　体軸の関節すなわち脊椎，仙腸関節，恥骨結合およびその近傍の軟部組織を侵す血清反応陰性の慢性進行性炎症．本症では靱帯付着部に炎症（enthesopathy）を引き起こす．末期に脊椎は骨性に強直し，竹様脊椎（bamboo spine）を呈する．本症の原因は不明であるが白人，若年男性に多く（男女比 5：1），患者の 90％以上に HLA-B27 抗原が認められることから遺伝的素因が重要視されている．

　　（Bechterew W: Neurol Centralbl **12**: 426-434, 1893）
　　（Strumpell A: Dtsch Z Nervenheilkd **11**: 338-342, 1897）
　　（Marie P: Rev Med **18**: 285-315, 1898）

■anterior〈palmar〉interosseous nerve palsy　　前骨間神経麻痺

　正中神経の筋枝である前骨間神経が円回内筋を通過する部で障害される病態．深指屈筋，長母指屈筋，方形回内筋の運動障害のみが起こる．

　＝　**pronator syndrome**　回内筋症候群

■arachnoiditis　　〔脊髄〕くも膜炎

　脊髄表面をおおう脊髄軟膜と硬膜の間にあるくも膜の炎症．癒着性くも膜炎（adhesive arachnoiditis）と囊胞性くも膜炎（cystic arachnoiditis）に分けられる．血行に富む軟膜や硬膜に炎症性反応がまず起こり，ついでくも膜に炎症が及ぶことが多い．

　＝　**arachnitis**

■arteriovenous fistula〔AVF〕　　動静脈瘻

　血管奇形の一種で，動脈と静脈の間に異常な交通を生じ短絡した状態．脊髄に発生する動静脈瘻には動脈と静脈がどこで短絡を形成するかによって脊髄硬膜動静脈瘻（硬膜で短絡を生じるもの：spinal dural arteriovenous fistula），脊髄辺縁部動静脈瘻（脊髄の表面上で短絡を形成するもの：spinal pial arteriovenous fistula）の 2 つのタイプに分類される．

▌arteriovenous malformation〔AVM〕　　動静脈奇形

胎生早期に発生する先天異常で，動脈と静脈の間に nidus と呼ばれる異常血管塊が形成されることにより動脈から静脈への短絡が起こる．時に動脈瘤を形成する．脊髄に発生する動静脈奇形は脊髄内に nidus が存在する．上記 AVF と AVM を併せて脊髄動静脈奇形という病態に分類される．

▌atlantoaxial dislocation　　環軸椎脱臼，環軸関節脱臼

環軸関節が転位した状態．外傷，炎症，腫瘍，先天異常などで生じる．環椎の転位の方向により前方，後方，回旋，側方，垂直脱臼に分類され，前方転位が多い．

　　＝　atlantoaxial subluxation〔AAS〕　環軸椎亜脱臼，環軸関節亜脱臼

▌atlantoaxial rotatory fixation〔AARF〕　　環軸椎回旋位固定

環軸関節が回旋位に固定された状態．斜頸が特徴的に出現する．小児に発症しやすい．原因は炎症，外傷など種々であり，誘因不明のものもある．Fielding による分類が用いられる．

　　（Fielding JW, et al: J Bone Joint Surg Am **59**: 37–44, 1977）

　　⇒　cock robin deformity
　　⇒　cock robin〔head〕position

▌atlanto-occipital dislocation　　環椎後頭関節脱臼，環椎後頭骨脱臼

後頭骨と環椎の間に回旋が強制されたり，あるいは頭蓋を引き抜くような衝撃的外力により蓋膜と翼状靱帯が損傷されて，環椎後頭関節の脱臼が発生する．この損傷はまれであるが，ほとんどが致命的である．ときにリウマチなどの炎症性疾患で，関節の破壊により発生するものがある．

▌atlanto-occipital fusion　　環椎頭蓋癒合〔症〕

環椎リングが，部分的または完全に後頭骨に癒合したもの．頭蓋底陥入症，環軸関節脱臼，硬膜バンド形成などがしばしば合併する．

　　＝　occipitalization
　　＝　occipito-cervical synostosis

　　＝　**assimilation of atlas**

▌**axial spondyloarthritis〔SpA〕　体軸性脊椎関節炎**

　　脊椎関節炎は，主に脊椎や仙腸関節に症状をきたす体軸性脊椎関節炎と末梢の関節や付着部に症状をきたす末梢性脊椎関節炎に大別される．体軸性脊椎関節炎には，強直性脊椎炎（ankylosing spondylitis）と X 線基準を満たさない体軸性脊椎関節炎（non-radiographic axial spondyloarthritis）が含まれる．ASAS（the Assessment of Spondylo Arthritis international Society）による体軸性脊椎関節炎分類基準がある．

▌**Barré–Liéou syndrome　Barré–Liéou 症候群**

　　バレ・リュー症候群．後頭部痛，めまい，耳鳴，悪心，視聴覚異常などの自律神経症状を強く認める症候群．頚部交感神経の緊張，椎骨動脈循環障害，頚部軟部組織緊張亢進などが原因と考えられている．自動車事故などの頚椎外傷でも，同様の症状がみられることがある．

　　（Barré M: Rev Neurol **33**: 1246–1248, 1926）

　　⇒　**cervical migraine　頚性頭痛**

▌**Bársony disease　Bársony 病**

　　バルソニー病．X 線像で項靱帯に骨梁形成がみられるもの．C4 から C6 にかけての棘突起後方に発現しやすく，中年以降に多い．項部痛との関連性はとくになく，疾患としての意義は乏しい．

　　（Bársony T: Fortschr Rontgenstr **40**: 809–812, 1929）

　　＝　**calcinosis circumscripta ligamenti nuchae　限局性項靱帯石灰化〔沈着〕**

▌**basilar impression　頭蓋底陥入〔症〕**

　　大孔と上位頚椎が後頭蓋窩内に陥入した状態．一次性頭蓋底陥入を先天性の後頭骨形成異常による basilar invagination，二次性頭蓋底陥入を basilar impression と区別することが多い．後者には（先天性）骨化障害の骨形成不全症，Paget 病，（後天性）骨代謝異常のくる病などがある．大孔周辺部の陥入により環椎や軸椎歯突起が上昇するので，これを指標と

する種々の X 線診断法がある．また，大孔周辺部の形成異常を伴っており，骨系異常には頚椎癒合，扁平頭蓋底，環軸椎脱臼，二分脊椎，Klippel-Feil 症候群などが，神経系異常には Chiari 奇形，脊髄空洞症，奇形性腫瘍などが多くみられる．

　＝　**basilar invagination**　頭蓋底陥入〔症〕

■ basilar skull fracture　　頭蓋底骨折

　頭蓋底部の骨折で，原則的には破裂骨折を示す．頭蓋底の構築的にもっとも弱い部分に亀裂を生じやすい．典型的な骨折は，トルコ鞍横断骨折，錐体骨先端縦断骨折，眼窩上壁-小翼骨折，眼窩上壁粉砕骨折である．一般に重度の頭部外傷を伴うことが多いが，軽度の外傷によって生じることもある．合併症として脳神経麻痺，脳脊髄液漏，頭蓋内気腫が多い．

■ Bertolotti syndrome　　Bertolotti（ベルトロッティ）症候群

　腰仙椎移行椎などによる腰仙椎移行部の形態異常（腰椎横突起 – 仙骨翼間の関節化ないし癒合）に伴い腰痛や神経根症状を呈する症候群．
　（Bertolotti M: Radiol Med **4**: 113-144, 1917）

■ block vertebra　　塊椎

　複数の椎体が癒合し，椎間腔がなく塊状になったもの．原因は先天性形成異常，感染，外傷などがある．

■ brachial plexus injury　　腕神経叢損傷

　腕神経叢とは，第 5, 6, 7, 8 頚神経根（C5-C8）と第 1 胸神経根（T1）の前枝により形成され，鎖骨上窩や鎖骨下で互いに神経線維を分岐・合流して，腋窩で各末梢神経に分かれるまでをいう．これに牽引や鈍的・鋭的損傷が加わって神経が損傷し，上肢の運動・感覚麻痺がみられる疾患が腕神経叢損傷である．原因としては，オートバイやスキーなどの転倒事故の際に上腕が強く引っ張られることによって神経根が脊髄から引き抜かれた神経根引き抜き損傷（root avulsion injury）がもっとも多く，分娩麻痺（birth palsy），Pancoast 腫瘍（Pancoast tumor）や鎖骨骨折・肩関節脱臼などの外傷によって生じることもある．

▐ calcification of ligamentum flavum　　黄色靭帯石灰化〔症〕

黄色靭帯に石灰沈着をきたしたもので，頚椎に多くみられる．黄色靭帯が肥厚し，石灰化部は腫瘤状あるいは結節状を呈し，脊柱管内に膨隆する．これにより神経根や脊髄が圧迫されて症状が発現することがある．高齢の女性に多い．

　　(Ellman MH, et al: Arthritis Rheum **21**: 611-613, 1978)

　　＝　**calcification of yellow ligament**

　　⇒　**ossification of ligamentum flavum**〔**OLF**〕　黄色靭帯骨化〔症〕

▐ Calvé disease　　Calvé 病

カルベ病．単一または複数の椎体が扁平化するもので，主に5歳以降の小児にみられる．以前は椎体一次骨核の無腐性壊死と考えられていたが，現在ではランゲルハンス細胞組織球症（Langerhans cell histiocytosis）とされる．局所安静により，扁平化は回復する傾向がある．

　　(Calvé J: J Bone Joint Surg **7**: 41-46, 1925)

▐ carpal tunnel syndrome　　手根管症候群

手根管内での正中神経圧迫によって生じる．

▐ cast syndrome　　体幹ギプス症候群

脊柱側弯症に対する矯正手術や矯正ギプス装着後に起こる合併症の1つで，脊柱の伸長により十二指腸が上腸間膜動脈と大動脈の間で挟まれて閉塞し発症する．悪心，嘔吐，腹痛，腹部膨満感を主訴とし，放置するとショック，乏尿，胃破裂などにより，死亡することもある．

　　＝　**superior mesenteric artery syndrome**　　上腸間膜動脈症候群

▐ cauda equina injury　　馬尾損傷

第2腰椎部以下の硬膜内にある馬尾が損傷されると，感覚障害は下肢から会陰部に及び，運動障害は下肢に出現する．しかし，脊髄損傷と異なり，感覚や運動障害は一側もしくは両側に出現し，左右非対称となりやすい．馬尾損傷は第2腰椎以下の脊椎損傷により発生するが，損傷高位により障害の範囲が異なる．

▌cauda equina syndrome　　馬尾症候群

　　馬尾が圧迫されて症状の発現したもの. 両下肢の疼痛, 感覚障害, 運動麻痺のほかに, 膀胱直腸障害, 会陰部のしびれ感や感覚障害が特徴的に出現する. 巨大な中心性ヘルニア, 馬尾腫瘍, 腰部脊柱管狭窄症などでみられる. 尿閉などの重度の馬尾症状が認められる場合は, 緊急手術が必要となる.

▌cerebral palsy〔CP〕　　脳性麻痺

　　胎生期から新生児期にかけて脳が外傷や酸素欠乏などにより損傷されることが原因で, 四肢麻痺・運動障害が発生する疾患. 麻痺の病型によってアテトーゼ型, 失調型, 痙直型, 固縮型, 混合型に分類される.

▌cervical flexion myelopathy　　頚椎部屈曲性脊髄症

　　頚椎を屈曲することにより発症するとされている脊髄症である. 頚椎が屈曲することによる前方の椎間板・椎体への頚髄の圧迫, 脊椎と脊髄の成長不均衡による頚椎屈曲時における頚髄の牽引, 頚椎屈曲時の硬膜後壁の前方移動による頚髄圧迫などが, 発症の機序として報告されている. 若年者に発症し, 上肢に筋萎縮を呈する. 前角細胞の障害が主であるが, 上肢感覚障害, 下肢腱反射亢進などの脊髄白質の症候を伴っている場合もある. このため平山病との異同が問題とされている.

　　⇒　平山病
　　⇒　**juvenile unilateral muscular atrophy of distal upper extremity**
　　　　若年性一側上肢筋萎縮〔症〕

▌cervical spondylosis　　〔変形性〕頚椎症, 頚部〔変形性〕脊椎症

　　頚椎の椎間板, Luschka 関節, 椎間関節などの加齢変化が原因で, 骨棘の形成, 靱帯の肥厚, 椎間板膨隆などが起こる加齢的変化. ときに脊柱管や椎間孔の狭窄をきたす.

　　⇒　**cervical spondylotic myelopathy〔CSM〕　頚椎症性脊髄症**：頚椎症により脊髄症状が発現した状態.
　　⇒　**cervical spondylotic radiculopathy〔CSR〕　頚椎症性神経根症**：頚椎症により神経根症状が発現した状態. 頚部, 肩甲部, 上肢にか

けて，主に一側性に痛みやしびれがある.

▌cervical spondylotic amyotrophy 〔CSA〕　　頚椎症性筋萎縮〔症〕

Keegan の報告した頚椎症の特殊型. 上肢近位筋の筋萎縮と脱力を主と
し，感覚障害を欠くか，あってもごく軽微であり，解離性運動麻痺（dis-
sociated motor loss）を呈する. その発生機序はなお不明であるが，傍正
中での脊髄圧迫による前角優位の圧迫や，神経根の前根のみが脊柱管内の
外側部で圧迫されることが考えられる. 筋萎縮性側索硬化症などとの鑑別
が重要である.

（Keegan JJ: J Neurosurg **23**: 528, 1965）

　⇒　**Keegan radiculopathy　Keegan 型神経根症**

▌cervicobrachial syndrome　　頚腕症候群

本症の定義については明確でない点がある. 広義には頚部，肩から上肢
にかけて連鎖的な疼痛を主訴とする疾患群を総称する. 頚椎，肩関節，胸
郭出口部由来のものを包括している. 狭義にはそれらのうち，原因を明確
にできないものをさす.

　＝　**cervico-omo-brachial syndrome　頚肩腕症候群**

▌Charcot–Marie–Tooth disease　　Charcot–Marie–Tooth 病

シャルコー・マリー・トゥース病. 筋萎縮が足・下腿より始まり大腿下
1/3 に及び inverted champagne bottle と呼ばれている所見を呈する. 遺
伝性で小児期に発症する.

▌Charcot spinal arthropathy　　Charcot 脊椎

シャルコー脊椎. 痛覚あるいは固有感覚が消失あるいは減弱し，繰り返
される外傷により脊椎に高度の損傷を起こす状態. 基礎疾患として，脊髄
癆，脊髄損傷，糖尿病などがある.

　＝　**Charcot spine**

　＝　**neuropathic 〈neurogenic〉 osteoarthropathy**

■Chiari syndrome　　Chiari 症候群

　キアリ症候群. 頭蓋頚椎移行部奇形の1つで, 小脳および下部脳幹の異常に伴う多彩な神経症状を呈する. 1895 年 Chiari によって報告され4型に分類される. 脊髄空洞症を 50%以上に合併する.

　　=　**Chiari malformation　Chiari 奇形**

■chordoma　　脊索腫

　胎生期における脊索の遺残組織から発生した腫瘍. 仙尾椎部および頭蓋底の斜台に好発する. 多くは 30〜50 歳で発症する. 骨破壊性で, 仙椎部脊索腫は巨大となる傾向がある. 組織学的悪性度は低いが, 完全に切除することが部位的にむずかしいため, 周囲の内臓や脊髄に浸潤するとともに肺にも転移し, ついには死亡する例が多い.

　　=　**chordocarcinoma**
　　=　**chordoepithelioma**

■clay-shoveler fracture　　粘土掘り人夫骨折, スコップ作業者骨折

　スコップ作業者の職業病. 頚胸椎移行部の棘突起が, 単発性あるいは多発性に骨折する. 棘突起に付着する筋の強力な収縮の繰り返しによる棘突起の疲労骨折である.

　　=　**coal-shoveler fracture　石炭掘り人夫骨折**

■cleidocranial dysplasia　　鎖骨頭蓋異形成〔症〕

　Runx2 の変異によって全身の骨化障害を示し, 鎖骨の欠損または痕跡化を特徴とする発育奇形. 頭蓋の矢状縫合線, 前頭部隆起や間挿骨の抑圧による頭蓋骨の異常な形, また歯の無形成, 形成不全もみられる. 知能は正常で日常生活に支障はない. 低身長で, 遺伝様式は常染色体優性遺伝である.

　　=　**cleidocranial dysostosis**

▌complex regional pain syndrome〔CRPS〕　　複合性局所疼痛症候群

　骨折，捻挫，打撲などの外傷をきっかけとして，慢性的な痛みと浮腫，皮膚温の異常，発汗異常などの症状を伴う難治性の慢性疼痛症候群．かつては CRPS type Ⅰ＝reflex sympathetic dystrophy〔RSD〕，CRPS type Ⅱ＝causalgia（カウザルギー）として分類されていたが，1994 年の国際疼痛学会（International Association for the Study of Pain）〔IASP〕の慢性疼痛の分類で，RSD とカウザルギーが CRPS にまとめられた．

　　　（Merskey H, et al: IASP Press, 1994）

▌congenital muscular torticollis　　先天性筋性斜頚

　先天性筋性斜頚は 0.3〜2％の頻度で発生し，骨盤位分娩や難産例で発症頻度が高いとされる．1〜2 歳頃までに 8〜9 割が自然治癒もしくは保存治療で治癒するが，胸鎖乳突筋の線維化が強いと遺残性の筋性斜頚へ移行する可能性がある．一般に，遺残例に対しては就学前に手術治療が検討される．

　　　（Hsieh YY, et al: J Reprod Med: **45**: 933-935, 2000）

▌conus medullaris syndrome　　脊髄円錐部症候群

　S3 髄節以下の脊髄下端部の障害により生じ，高度の排尿障害を認める．下肢の筋力低下はあっても軽度である．会陰部にサドル型の感覚障害を認める．下肢深部腱反射の異常は伴わず，球海綿体反射，肛門反射は減弱する．Babinski 徴候は認めない．

　　⇒　**epiconus syndrome　　円錐上部症候群**：L4〜S2 髄節を含む円錐上部の障害．下腿以下の筋力低下，筋萎縮が特徴的で，膀胱直腸障害はあっても軽度である．感覚障害が下肢に生じることがあり，下肢深部腱反射は消失から亢進まで種々であり，ときに Babinski 徴候陽性となる．

▌cranior〔h〕achischisis　　頭蓋・脊椎披裂

　先天的に，脊椎と頭蓋骨が閉鎖障害を起こしている状態．

　＝　**spina bifida, spondyloschisis　　二分脊椎，脊椎披裂**

▮crowned dens syndrome

歯突起周辺の靱帯組織への結晶沈着により，強い頚部痛を起こす病態.

（Bouvet JP, et al: Arthritis Rheum **28**: 1417-1420, 1985）

▮cubital tunnel syndrome　　肘部管症候群

肘関節部の尺骨神経溝での尺骨神経圧迫によって生じる.

▮degenerative scoliosis　　変性〔腰椎〕側弯〔症〕

椎間板の変性，非対称性狭小化によって発生する中年以後の側弯. 思春期特発性側弯症〔AIS〕に変性が加わった場合もあるが，明らかに区別することはできない.

  ⇒　**degenerative kyphosis　変性後弯症**

  ⇒　**degenerative foraminal stenosis　椎間孔狭窄**

  ⇒　**de novo scoliosis**：骨成熟後に椎間板変性により発生した側弯症.

▮delayed spinal cord paralysis　　遅発性脊髄麻痺

  ☞　**delayed myelopathy　遅発性脊髄症**

▮destructive spondyloarthropathy〔DSA〕　　破壊性脊椎関節症

血液透析療法（腎透析）が長期間施行されている患者に出現する脊椎病変で，椎間板の破壊や椎体終板にびらん（erosion）・破壊を認める. 椎間板腔が狭小化し，化膿性脊椎炎に類似した病像を呈するが，骨棘形成は認められない. 椎体に強い骨硬化像を認めることもある. 原因は明らかではないが，β_2 microglobulin の代謝が低下するためにアミロイドが靱帯付着部などに沈着し，破壊性変化が進行するとされている. 強い不安定性が出現し，神経麻痺や神経根刺激症状を呈することもある.

（Kuntz D, et al: Arthritis Rheum **27**: 369-375, 1984）

  ⇒　**dialysis-associated amyloidosis**

  ⇒　**dialysis-associated spondylosis**

▮diabetic neuropathy　　糖尿病性神経症

糖尿病に伴う末梢神経障害.

▌diastematomyelia　　脊髄正中離開〔症〕

脊髄・馬尾が，骨性か線維性の中隔で二分された先天性異常．別々の硬膜管を有するものと1つの硬膜管を共有するものがある．他の脊椎の奇形を合併することが多い．

▌diffuse idiopathic skeletal hyperostosis〔DISH〕　　びまん性特発性骨増殖症

脊柱前縦靱帯の広範で顕著な骨化で，胸腰椎に好発する．椎体の前方と側方に，X線像上，蠟（ろう）が垂れたようなうねった厚い骨化像を呈する．脊柱靱帯骨化は脊柱のみならず，全身の腱や大関節周囲の靱帯の付着部の骨化を伴うことが多い．これについて Resnick が DISH の名称を提唱した．

Resnick の診断基準
- 4椎体以上にまたがる連続性の骨化
- 椎間板腔が保たれている
- 仙腸関節が保たれている

（Resnick D, et al: Radiology **115**: 513–524, 1975）

50歳以上の男性に多く，糖尿病や肥満を合併することがある．軽度の腰背部痛や，脊柱の運動性の低下を伴う．また，後縦靱帯骨化や黄色靱帯骨化を合併することがある．強直性脊椎炎と異なり，炎症徴候がなく，仙腸関節と椎間関節は侵されない．

頚椎前方の著明な骨化巣により，嚥下障害を生じることがある．

　=　**Forestier disease**

（Forestier J, et al: Rev Rheumat **17**: 321–330, 1950）

　⇒　**ankylosing spinal hyperostosis〔ASH〕　強直性脊椎骨増殖〔症〕**

▌discal〈diskal〉cyst　　椎間板囊腫

椎間板障害に起因し，当該椎間板と交通する脊柱管内囊腫．囊腫壁は線維性結合織からなり，内容液は血性から奨液性である．片側性単一神経根障害を呈する．

（戸山芳昭ほか：臨整外 **32**: 393–400, 1997）

discitis 〈diskitis〉　椎間板炎

　椎間板に発症する炎症．感染による炎症を示すことが多い．脊椎におけ
る炎症という意味で一般には脊椎炎を使用するが，医原性の場合，椎間板
炎を使用する．

　　⇒　**pyogenic discitis 〈diskitis〉**：椎間板の化膿性炎症．感染経路は
　　　椎間板造影や椎間板手術時に直接起炎菌が持ち込まれる．

distal junctional kyphosis 〔DJK〕　遠位隣接椎間障害

　脊椎固定術後に尾側固定椎あるいはその隣接椎体，椎間に生じる骨折や
軟部組織の損傷による画像上の後弯．固定遠位端椎体の頭側終板とその1
つ遠位椎体の尾側終板のなす角が10°以上のものと定義される．

　　　　（Lowe TG, et al: Spine **31**: 299–302, 2006）

　　☞　**proximal junctional kyphosis 〔PJK〕**

double crush syndrome　二重〈重複〉神経圧迫症候群

　同一神経が2ヵ所で絞扼や圧迫などにより障害を起こす病態．

Down syndrome　Down 症候群

　ダウン症候群．常染色体異常による症候群．21 trisomy 型がもっとも
多い．知能低下，小頭蓋，小眼球，内眼角の贅皮，外眼角の上昇などを伴
い，特有な顔貌を呈する．陰嚢状舌と呼ばれる大きな舌と，手掌を横断す
る1本の太い手掌皮線「猿線（simian crease）」が特徴的である．ときに
環軸関節脱臼を合併する．

　　　　（Down JLH: Clin Lec Rep London Hosp **3**: 259–262, 1866）

Ehlers–Danlos syndrome　Ehlers–Danlos 症候群

　エーラー・ダンロス症候群．遺伝的酵素欠損によりコラーゲンの架橋障
害が生じ，全身性結合組織異常を呈する先天性疾患．病型により，現在で
は8つの型に分類されている．皮膚は脆弱で伸展性に富み，関節異常可動
性，出血性素因を伴う．皮下に偽腫瘍を認めることもある．脊柱側弯，脊
椎すべり，環軸関節脱臼，反張膝をよく合併する．

　　　　（Ehlers E: Derm Z **8**: 173–174, 1901）
　　　　（Danlos HA: Bull Soc Fr Dermatol Syphiligr **19**: 70–72, 1908）

▊entrapment neuropathy　　絞扼〔性〕神経障害

末梢神経が生理的狭窄部位で絞扼されることによって生じる神経障害の総称.

▊epidural abscess　　硬膜外膿瘍

脊髄硬膜外腔に限局性に形成された化膿巣. 血行性感染, 脊椎感染巣からの波及, 医原性感染などに由来する. 胸腰椎移行部背側に好発し, 膿瘍は硬膜外腔背側に起こりやすい. 急性では局部痛と髄膜刺激症状があり, 脊髄横断性麻痺を生じることがある. 慢性の経過をとるものもある.

▊epidural hematoma　　硬膜外血腫

硬膜外静脈叢からの出血による硬膜外腔の血腫. 脊椎外傷, 脊椎手術後に生じる場合や, 明らかな外傷がなく生じる場合があり, 疼痛, 麻痺をきたすことがある.

　　＝　spinal epidural hematoma　脊髄硬膜外血腫

▊epidural lipomatosis　　脊髄硬膜外脂肪腫症

正常な硬膜外脂肪組織が病的に増生し, 脊髄, 馬尾, 神経根を圧迫することにより神経症状を引き起こす病態. 特発性のほか, 肥満, 長期ステロイド投与例, 副腎腫瘍などの基礎疾患を有する例がある. 胸椎, 腰椎に多い.

　　(Lee M, et al: Med J Aust **1**: 201-203, 1975)

▊extradural tumor　　硬膜外腫瘍

小児では後腹膜腫瘍の硬膜外腔への進展が大半を占めるが, 成人では脊索腫, 多発性骨髄腫, 転移癌が多い.

　　☞　spinal cord tumor　脊髄腫瘍

▊extramedullary tumor　　髄外腫瘍

脊髄腫瘍のうち脊髄の外にできた腫瘍の総称で, 硬膜内髄外腫瘍と硬膜外腫瘍をいう.

　　☞　spinal cord tumor　脊髄腫瘍

☞　**intradural extramedullary tumor**　硬膜内髄外腫瘍
☞　**extradural tumor**　硬膜外腫瘍

▍facet cyst

　椎間関節近傍に発生する囊腫性病変. 中高年層に多い. 粘液状あるいは
ゼリー状の内容液を含み, 当該椎間においてすべり症や椎間関節の変性変
化を認めることが多い. 脊柱管内ガングリオンか滑膜囊腫との鑑別は囊腫
壁内側面における synovial lining cell の有無による.

　⇒　**facet joint tropism**
　⇒　**juxtafacet cyst**
　⇒　**intraspinal ganglion**　脊柱管内ガングリオン

▍facet syndrome　　椎間関節症候群

　腰痛を呈する疾患で, 椎間関節周囲にその原因があるものの総称. 椎間
関節の変形性変化, 異常な動き, 外傷などにより, 椎間関節に分布する脊
髄神経の後内側枝が刺激され腰痛が生ずる. 腰椎を伸展する際に殿部ある
いは大腿外側から後面部に疼痛を自覚する場合が多く, 膝より遠位に疼痛
が放散することはない. 同関節内に局所麻酔薬を注入する椎間関節内注射
により, 疼痛が消失することで診断される.

　☞　**facet〔joint〕injection〈block〉**　椎間関節〔腔内〕注射〈ブロッ
　　ク〉

　提唱者（Goldthwaite J: Boston Med Surg J **164**: 365-372, 1911）
　Facet syndrome の言葉の提唱者（Ghormley R: JAMA **101**: 1773-1777,
　1933）

▍failed back〔surgery〕syndrome〔FB〔S〕S〕

　腰椎疾患の初回手術後に, 腰痛や下肢痛などの症状が残存するか, また
は再燃して, さらに手術的治療（1 回以上）を受けたにもかかわらず, 症
状が改善されずに残存している成績不良例のこと. FB〔S〕S の機序とし
て, 術前の因子としては不適切な診断, 患者側の心理的因子, 社会的状況,
補償などの疾病利得の関与が, 手術時の因子としては手術方法, 再手術か
否かが, 術後の因子としてはすべり症の増強, ヘルニア再発, 感染, 血腫

などの合併症，筋筋膜性腰痛の悪化が報告されている．

⇒ **multiply operated 〈multioperated〉 back 〚MOB〛** 多数回腰椎手術例

(North RB, et al: Neurosurgery **28**: 685-690, 1991)

(Waguespack A, et al: Pain Med **3**: 18-22, 2002)

(Chan CW, et al: Pain Med **12**: 577-606, 2011)

far-out syndrome　　far-out 症候群

Wiltse により提唱され，変性側弯や分離すべり症に伴い椎間孔出口部よりさらに外側で，L5 横突起と仙骨翼間で L5 神経根が障害される病態である．現在では，椎体骨棘，靱帯組織，膨隆椎間板などによる絞扼も広義に含める．

(Wiltse LL, et al: Spine **9**: 31-41, 1984)

Foix-Alajouanine syndrome　　Foix-Alajouanine 症候群

フォア・アラジュアニン症候群．脊髄の虫食い状の組織崩壊で，臨床的には不可逆性の重度脊髄対麻痺と括約筋麻痺を呈す．現在では脊髄硬膜動静脈瘻〚dural AVF〛の terminal stage あるいは血栓化した脊髄動静脈奇形と考えられている．

= **subacute necrotic 〈necrotizing〉 myelitis** 亜急性壊死性脊髄炎

frailty　　フレイル

加齢に伴う体力や機能の低下を指し，日常生活動作に支障をきたす状態である．一般的には Fried が提唱した基準が用いられ，以下の 5 つの項目のうち 3 つ以上が該当する場合をフレイル，1〜2 つ該当する場合をフレイルの前段階である "プレフレイル" とする（体重減少，疲れやすい，歩行速度低下，握力低下，身体活動量低下）．多くは高齢者に影響し，病気や栄養不良，運動不足が要因となる．早期発見と適切な介入が重要で，運動療法や栄養サポート，薬物療法が用いられる．

▌Frankel classification　　Frankel 分類

脊髄損傷による麻痺の重症度を ADL 障害の程度と関連させた分類. 5 段階に分け評価される.

⇒　**American Spinal Injury Association 〔ASIA〕impairment scale 〔AIS〕**：ASIA が提唱している脊髄損傷による麻痺の分類（International Standards for Neurological Classification of Spinal Cord Injury）の一部で，Frankel 分類を改変したもの. 完全損傷の定義などが異なる.

⇒　**ASIA motor score**：上肢・下肢のそれぞれ 5 筋の key muscles の manual muscle testing〔MMT〕を合計したもの. 正常では 100 になる.

⇒　**ASIA sensory score**：C2 から S4–5 までの片側 56 の key sensory point での感覚を正常 2, 異常 1, 脱失 0 として合計したもの. 正常では 116 となる.

Grade	Frankel 分類	AIS
A	complete：損傷高位以下の運動および感覚の完全麻痺	complete：第 4, 5 仙髄領域の運動も感覚機能も温存されていない.
B	sensory only：感覚はある程度保たれているが，運動は完全麻痺である.	sensory incomplete：感覚はある程度保たれているが，神経損傷部以下の運動は完全麻痺である.
C	motor useless：運動機能はある程度保たれているが，実用にならない.	motor incomplete：損傷部以下の運動機能はある程度保たれているが，半数以上の主力筋の筋力は MMT3/5 未満である.
D	motor useful：実用的な運動機能が保たれている. 下肢の運動は可能であり補助具の要否にかかわらず歩行可能である.	motor incomplete：損傷部以下の運動機能はある程度保たれており，半数以上の主力筋の筋力は MMT3/5 以上である.
E	recovery：神経症状なく，筋力低下，感覚障害，排尿排便障害もない. 反射異常はあってもよい.	normal：運動および感覚機能は正常である.

(Frankel HL, et al: Paraplesia **7**: 179-192, 1969)

(Kirshblum SC, et al: J Spinal Cord Med **37**: 120-127, 2014)

☞　**sacral sparing　仙髄回避**

gas-containing disc〈disk〉herniation　　椎間板ガスヘルニア

ガスを含んだ椎間板ヘルニア．変性した線維輪の亀裂部から椎間板内のガスが脊柱管内に漏出してガスヘルニアが形成されるといわれている．

=　**herniated intradiscal〈intradiskal〉gas**

=　**intraspinal gas pseudocyst**

Grisel syndrome　　Grisel 症候群

グリセル症候群．鼻・咽頭腔の感染．とくに扁桃腺炎により炎症が環軸椎関節に波及して亜脱臼が生じ，斜頸が出現する．

(Grisel P: Press Med **38**: 50-53, 1930)

⇒　**atlantoaxial rotatory fixation〔AARF〕　環軸椎回旋位固定**

Guillain-Barré syndrome　　Guillain-Barré 症候群

ギラン・バレー症候群．急性多発性の神経根炎で，多くは自然回復するが一部呼吸筋麻痺を伴うものがある．上気道炎などの前駆症状，自覚的感覚異常に引き続き，下肢から上行する弛緩性運動麻痺が生じる．近位筋，遠位筋ともに障害され，深部腱反射は消失する．脳脊髄液検査では，細胞数は増加しないで蛋白のみ増加する蛋白細胞解離が生じる．

(Guillain G, et al: Bull Soc Méd Hop Paris **40**: 1462-1470, 1916)

Guyon canal syndrome, ulnar tunnel syndrome　　Guyon 管症候群，尺骨管症候群

ギョン管症候群．Canal de Guyon での尺骨神経圧迫による．

hangman fracture　　軸椎関節突起間骨折

軸椎の骨折の1つで，骨折線は両側の椎弓根部，すなわち上・下関節突起間を通り，C2/3 椎間板の断裂を伴う．骨折の型によっては軸椎椎体が環椎，頭蓋骨を伴って前方に転位したり，C2/3 の高度の後弯形成がみら

れる. 骨折により脊柱管はむしろ拡大するので脊髄麻痺の合併は少ない.
受傷機転は従来は頸椎の伸展に長軸方向の圧迫が加わって起こるとされて
いたが, 頸椎の屈曲でも生じることが報告されている. 絞首刑で類似の骨
折が生じることが知られ, hangman fracture の呼称がある.

　　　(Haughton S: Philos Mag J Sci **32**: 23-34, 1866)

　　　(Effendi B, et al: J Bone Joint Surg Br **63**: 319-327, 1981)

　　＝　**traumatic spondylolisthesis of the axis　外傷性軸椎すべり**

　　＝　**fracture of pars of the axis　軸椎関節突起間骨折**

▌**HTLV-1 （human T-cell lymphotropic virus type Ⅰ） associated myelopathy 〔HAM〕**

　レトロウイルスである HTLV-1 が関連して起こる脊髄麻痺. 成人発症
の孤発例が多い. 緩徐進行性, かつ対称性の錐体路障害所見が前景に立つ
脊髄症であり, しばしば膀胱直腸障害を伴う. 脳脊髄液ならびに血清の抗
HTLV-1 抗体が陽性である. ステロイドでしばしば症状の改善をみる.

▌**〔intervertebral〕disc〈disk〉calcification　　椎間板石灰化〔症〕**

　椎間板に石灰化のみられるもの. 石灰化は主に線維輪や軟骨板によく起
こるが, 椎間板全体のこともある. 成人によくみられ, 加齢や退行変性の
要素が関与する. 無症状である.

　　⇒　**intervertebral disc〈disk〉calcification in children　小児椎間**
　　　板石灰化症：まれであるが小児でみられ, 頸椎に多い. 頸部の痛み
　　　と運動制限, 斜頸を呈する. 石灰化は比較的短期間に消失する. 成
　　　因は不明.

▌**〔intervertebral〕disc〈disk〉herniation　　椎間板ヘルニア**

　椎間板の髄核が, 後方の線維輪を部分的あるいは完全に穿破し, 椎間板
組織が脊柱管内に突出あるいは脱出して, 脊髄や神経根を圧迫し, 症状が
出現したもの. intervertebral disc〈disk〉rupture, herniated interverte-
bral disc〈disk〉, herniated nucleus pulposus〔HNP〕, ruptured disc〈disk〉,
slipped disc〈disk〉などの呼称がある.

　　　(Macnab I, et al: Backache, Williams & Wilkins, Philadelphia, p120-147,

1990）

⇒　**cervical disc 〈disk〉 herniation 〚CDH〛　頚椎椎間板ヘルニア**：
頚椎に発生したもの．横断面上のヘルニアの部位により，central,
paracentral, lateral と分類され，前二者は脊髄症状を，後者は神経
根症状を発現する．

⇒　**lumbar disc 〈disk〉 herniation 〚LDH〛　腰椎椎間板ヘルニア**：
腰椎部に発生したヘルニア．好発部位は L4/5, L5/S1 で，この場合
は腰痛と根性坐骨神経痛の症状が出現する．Macnab は病態を以下
のごとく分類した．

　① 　**disc 〈disk〉 protrusion**：線維輪は正常の形態を保っているか，
　　　または軽微の病変で，椎間板が局所的にあるいは全体的に後方に
　　　膨隆したもの．

　② 　**subligamentous extrusion**：脱出椎間板髄核は線維輪を破り
　　　後方に移動しているが，後縦靱帯下にとどまっている．この場合，
　　　脱出椎間板髄核は上下の椎体後縁にまで入り込むこともある．

　③ 　**transligamentous extrusion**：脱出椎間板髄核は線維輪の最
　　　外層と後縦靱帯を破り，脊柱管内にあるが，中央椎間板とは連結
　　　している．

　④ 　**sequestered intervertebral disc 〈disk〉**：脱出椎間板髄核は
　　　線維輪の最外層と後縦靱帯を破り，中央椎間板とは完全に遊離し
　　　て脊柱管内の他の部位に移動したもの．

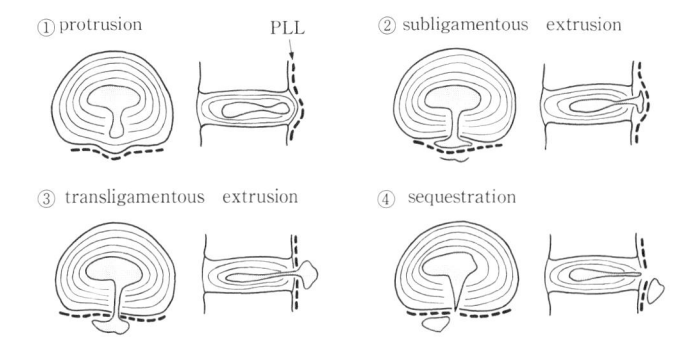

① protrusion　　　　　　　PLL　　② subligamentous　extrusion

③ transligamentous　extrusion　　④ sequestration

　症候性の腰椎椎間板ヘルニアは 60％以上の症例で画像上の退縮が認められる．Sequestration type と extrusion type のヘルニア，造影 MRI でリング状に造影されるヘルニアは吸収されやすい．吸収が起こる時期は不明であるが，3 か月以内に吸収される例が少なくない．

　　　（日本整形外科学会ほか（監）：腰椎椎間板ヘルニア診療ガイドライン 2021，改訂第 3 版，南江堂，東京，2021）

⇒ **lateral disc〈disk〉herniation　外側椎間板ヘルニア**：脱出あるいは膨隆したヘルニア腫瘤が，椎間孔内にあるものが椎間孔ヘルニア（foraminal disc〈disk〉herniation），椎間孔より外側にあるものが椎間孔外ヘルニア（extraforaminal disc〈disk〉herniation）で，この両者を呼ぶ．

⇒ **thoracic disc〈disk〉herniation　胸椎椎間板ヘルニア**：頻度はまれであるが，脊柱管が狭いので小さなヘルニアでも容易に脊髄症状が出現する．

intradural extramedullary tumor　　硬膜内髄外腫瘍

　成人で神経鞘腫，髄膜腫，神経線維腫の順で，まれに血管腫，類上皮腫などがある．小児の発生はまれであるが，neurenteric cyst がしばしば報告されている．

⇒ **meningioma　髄膜腫**

⇒ **neurilem〔m〕oma　神経鞘腫**

　＝ **neurinoma, Schwannoma**

⇒ **neurofibromatosis〖NF〗神経線維腫症**

⇒ **neurofibroma　神経線維腫**

intramedullary tumor　　髄内腫瘍

　小児では神経膠腫，上衣腫，上皮腫，類皮腫が多いが，成人では上衣腫がもっとも多い．

⇒ **astrocytoma　星細胞腫**

⇒ **ependymoma　上衣腫**

⇒ **hemangioblastoma　血管芽細胞腫**

☞ **spinal cord tumor　脊髄腫瘍**

▎intraspinal synovial cyst　　滑膜囊腫

- ＝　intraspinal ganglion　脊柱管内ガングリオン：椎間関節近傍に生じ，下位腰椎に多発する囊腫．強い下肢痛をもたらすことがある．
- ＝　juxtafacet cyst

▎Jefferson bursting〈burst〉fracture　　環椎破裂骨折

ジェファーソン骨折．頭部を下にして落下したり，あるいは頭頂部に強力な打撃を受けた場合に，頚椎に長軸方向の圧迫力が作用して，環椎外側塊が後頭骨顆と軸椎上関節面との間で挟撃されて外方に押し出されて起こる骨折．骨折は，力学的に弱い前弓と後弓が外側塊に付着する部にみられる．

（Jefferson G: Br J Surg **7**: 407-422, 1919）

▎juvenile unilateral muscular atrophy of distal upper extremity 若年性一側上肢筋萎縮〔症〕

筋萎縮が腕橈骨筋を除く前腕以下にみられ，感覚障害はあっても軽微である．多くは一側性で，若年の男子に圧倒的に多く発症する．発病は潜行的で初期の1，2年症状が進行するが，その後は停止する（平山病とも呼ばれる）．病態は不明な点が多いが，脊髄前角細胞障害との説が強い．最近は flexion myelopathy との異同が注目されている．筋萎縮性側索硬化症や脊髄性進行性筋萎縮症と鑑別が重要である．

（平山惠造ほか：精神経誌 **61**: 1861, 1959）

- ＝　平山病
- ⇒　cervical flexion myelopathy　頚椎部屈曲性脊髄症

▎kissing spine　　棘突起接触〔症〕

Ｘ線像上，隣接脊椎の棘突起が接触している状態をさす．腰椎部に多いが，それ自体に病的意味は少なくなっている．

（Baastrup CI: Rofo **48**: 430-435, 1933）

- ＝　**Baastrup disease**

▌Klippel–Feil syndrome　　Klippel–Feil 症候群

クリッペル・ファイル症候群．胎生期の発育異常による奇形．外観上，首が短く，後頭部頭髪の生え際が低い．頚椎運動が制限される．主に頚椎に癒合椎や半椎，楔状椎がみられ，肩甲骨高位など他の部位の奇形を伴う．

(Klippel M, et al: Nouv Iconogr Salpêtr **25**: 223–250, 1912)

▌kyphoscoliosis　　〔脊柱〕後側弯〔症〕

矢状面の脊柱後弯と，冠状面の側弯を合併する脊柱変形．思春期側弯の遺残変形と成人期以降に新たに発生した *de novo* 変形に大別される．脊椎の先天性奇形，神経線維腫症，骨系統疾患にもよくみられる．

▌kyphosis　　〔脊柱〕後弯〔症〕

矢状面での脊柱の後方凸の弯曲で，異常に増加しているものを後弯症と呼ぶ．若年者に多い Scheuermann 病や高齢者に多い椎体骨折を伴った後弯変形も含まれる．

⇒　**idiopathic kyphosis　特発性〔脊柱〕後弯〔症〕**：思春期の成長期に急速に胸椎部後弯が増強するもの．Scheuermann 病とは異なり，そのような X 線変化はまったく認めない．

⇒　**juvenile kyphosis　若年性〔脊柱〕後弯〔症〕**

☞　**Scheuermann disease　Scheuermann 病**

▌locomotive syndrome　　ロコモティブシンドローム，運動器症候群

骨・関節・筋肉など体を支えたり動かしたりする運動器の機能が主に低下し，要介護や寝たきりになる危険が高い状態．日本整形外科学会が2007 年に定義した概念で，運動器不安定症を包括する．自己診断法であるロコチェックおよび予防運動のロコモーショントレーニングの実践により運動器機能低下の予防を目指している．フレイルは更に社会参加や認知機能の低下など広い意味も含む．①立ち上がりテスト，②2 ステップテスト，③ロコモ 25 を利用し，ロコモ度 1〜3 に分類．早い段階で発見し，適切なリハビリテーション治療などを行うことが"健康寿命"の延伸につながると考えられている．

☞　**frailty　フレイル**

⇒　**運動器不安定症**：高齢化に伴って運動機能低下をきたす運動器疾患により，バランス能力および移動歩行能力の低下が生じ，閉じこもり，転倒リスクが高まった状態．

▍lordoscoliosis　〔脊柱〕前側弯〔症〕

脊柱の前方凸の弯曲が，側弯に合併したもの．

▍low back pain〔LBP〕　腰痛〔症〕

腰部に存在する疼痛．腰部とは，触知可能な最下端の肋骨と殿溝の間の領域をさす．原因別には脊椎由来，神経由来，内臓由来，血管由来，心因性の5つに大別される．重要な点は原因の明らかな腰痛と明らかでない腰痛（non specific low back pain：非特異的腰痛）の分類である．4週までを急性腰痛（acute low back pain），12週以降を慢性腰痛（chronic low back pain）と呼ぶ．

　（日本整形外科学会/日本腰痛学会：腰痛診療ガイドライン 2019，改訂第2版，南江堂，東京，2019）

▍lumbar spinal〔canal〕stenosis〔LS〔C〕S〕　腰部脊柱管狭窄〔症〕

脊柱管を構成する骨性要素や椎間板，靱帯性要素などによって腰部の脊柱管や椎間孔が狭小となり，馬尾あるいは神経根の絞扼性障害をきたして症状が発現したもの．絞扼部によって central と lateral に分けられる．特有な臨床症状として，下肢のしびれと馬尾性間欠跛行が出現する．病態には先天性，後天性の種々のものがある．生来の脊柱管狭小に加えて退行変性による脊椎症性変化により中年以後発症するものが多い．Verbiest が1949年にフランス語で3例，1954年に英語で7例を報告した．わが国では若松が1970年に13例を報告した．Arnoldi らの提唱した国際分類は，原因疾患別分類となっているがいくつかの問題点がある．蓮江は病変部位別分類，症候別分類を用いた．

　腰椎に関して初めての報告．
　（Verbiest H. A: J Bone Joint Surg Br **36**: 230–237, 1954）
　（若松英吉ほか：整形外科 **21**: 1–7, 1970）
　国際分類は（Arnoldi CC, et al: Clin Orthop **115**: 4–5, 1976）が用いられる．
　（日本整形外科学会，日本脊椎脊髄病学会：腰部脊柱管狭窄症診療ガイドライン 2021，改訂第2版，南江堂，東京，2021）

⇒　**bony root entrapment syndrome**：Macnab により提唱された.
腰部脊柱管狭窄において, 腰仙部脊髄神経根が骨性因子により圧迫
を受ける病態をさしており, 以下の3つのタイプがある. すなわち,
①肥厚した上関節突起と椎体後面により神経根が圧迫される subar-
ticular entrapment, ②非対称性の椎間板狭小により傾いた椎体の
椎弓根で神経根が牽引される pedicular kinking, ③神経根が椎間
孔部で圧迫を受ける foraminal encroachment である. その foram-
inal encroachment の機序として, ⓐ椎間板狭小により椎間関節が
亜脱臼して, 神経根が上関節突起先端と椎弓根との間で圧迫, ⓑ上
関節突起の先端部の骨棘による圧迫, ⓒ椎間関節と椎体後縁との間
で圧迫, の3つが考えられる.

⇒　**subarticular entrapment, Macnab**
　　　(Macnab I: J Bone Joint Surg Am **53**: 891–903, 1971)

☞　**superior facet syndrome　上関節突起症候群**

=　**lumbar vertebral stenosis**

=　**narrowing of the lumbar spinal 〈vertebral〉 canal**

=　**narrow lumbar canal**

⇒　**sensory march**

⇒　**postural factor**

（蓮江の分類による）		
病変部位別分類		
●Ⅰ. 正中型	central type	
Ⅱ. 外側型	lateral type	
A. 両側性	bilateral type	
B. 片側性	unilateral type	
Ⅲ. 混合型	mixed type	
●Ⅰ. 単椎間型	single level type	
Ⅱ. 二椎間型	double level type	
Ⅲ. 多椎間型	multiple level type	
症候別分類		
Ⅰ. 馬尾型	cauda equina type	
Ⅱ. 神経根型	radicular type	
Ⅲ. 混合型	mixed type	

（蓮江光男：Orthopaedics **4**: 1–4, 1988）

▌lumbosacral sprain   腰仙椎部捻挫

外傷を契機に発症する腰部の有痛性の状態で，骨・軟部組織に画像診断上，明らかな損傷が認められないもの．

▌Marfan syndrome   Marfan 症候群

マルファン症候群．四肢長とくに手指および足趾の異常延長（くも指），水晶体亜脱臼，主として上行大動脈の異常拡張を伴う心脈管系異常，および高身長を特徴とする先天性の結合組織障害で，表現の程度は種々である．常染色体優性遺伝を示す．しばしば脊柱側弯を合併する．

⇒ **arachnodactylia, arachnodactyly くも状指〔症〕**

(Marfan BJA: Bull Mem Soc Méd Hôp Paris **13**: 220–226, 1896)

▌meralgia paresthetica   感覚異常性大腿痛

外側大腿皮神経が上前腸骨棘や鼡径靱帯部で圧迫され，大腿外側の疼痛や感覚異常をきたす．

= **neuralgia paresthetica**

▌Morquio disease   Morquio 病

モルキオ病．mucopolysaccharidosis の一型．歩行開始後に徴候が現れる．著しい体幹短縮を示す小人症で，胸骨突出，胸腰椎部を頂点とする亀背，Ⅹ脚，扁平足を示し，よちよち歩きをする．Hurler 症候群と異なり，知能はほぼ正常で，顔面変形は軽い，角膜混濁や聴力障害も軽度．筋，靱帯は弛緩性である．N-acethylgalactosamine-6-sulfate sulfatase 欠損によるものは，mucopolysaccharidosis Ⅳ A といい重症で，β-galactosidase 欠損では軽症で mucopolysaccharidosis Ⅳ B という．いずれも常染色体劣性遺伝で，尿中ケラタン硫酸の過剰排泄を示す．

(Morquio L: Bull Soc Pediat Paris **27**: 145–152, 1929)

= **chondro-osteodystrophy**

= **Morquio syndrome**

= **Morquio–Ullrich syndrome**

= **mucopolysaccharidosis Ⅳ**

■motor neuron disease 〔MND〕　　運動ニューロン疾患

　　運動ニューロンのみが特異的に侵される変性疾患群の総称. 構音障害,
嚥下障害などの球麻痺症状, その他に上位ニューロン徴候, 下位ニューロ
ン徴候の３つの主症状からなる. それぞれの組合せから, 筋萎縮性側索硬
化症〔ALS〕, 脊髄性進行性筋萎縮症〔SPMA〕, 進行性球麻痺 (progressive
bulbar palsy) 〔PBP〕, PBP＋SPMA の病型があるが, 代表的なものは
ALS である.

■multiple sclerosis 〔MS〕　　多発性硬化症

　　中枢神経に時間的・空間的・多発性の脱髄を起こし, 40 歳代以前に好
発する. 臨床所見は, Lhermitte 徴候陽性, 視神経乳頭蒼白化, 下顎反射
亢進, 有痛性痙攣性発作, 脳脊髄液 γ-グロブリン上昇など多彩であり,
症状の増悪と寛解を繰り返す.

■myelodysplasia　　脊髄異形成〔症〕, 脊髄形成異常

　　脊髄の先天的形成異常に対する総称的用語.
　　⇒　**spinal dysraphism**　脊柱管癒合不全
　　⇒　**diastematomyelia**　脊髄正中離開〔症〕

■myelomalacia　　脊髄軟化症

　　MRI での髄内輝度変化は脊髄軟化症 (myelomalacia) と呼ばれる. 直
達外力, 浮腫, 静脈性うっ血や虚血/梗塞などのさまざまな要因による細
胞脱落や微小嚢胞性変性/グリオーシスの病理を反映していると考えられ
ている. 通常は白質 (神経線維) よりも灰白質 (神経細胞) に沿うような
病変分布となる.

■myelopathy　　脊髄症

　　脊髄の機能障害, あるいは病的変化のみられるものの総称. 炎症性病変
の myelitis に対比して, 非特異的病変をさす用語として, しばしば用いら
れる.
　　⇒　**compression myelopathy**　圧迫性脊髄症
　　⇒　**radiation myelopathy**　放射線〔性〕脊髄症

▌myeloradiculopathy　　脊髄神経根症

脊髄症と神経根症の合併した病態．myelopathy の一種．

= **radiculomyelopathy　神経根脊髄症**

▌myopathy　　ミオパチー

筋疾患を総称し，ミオパチーと言われる．先天性，代謝性，炎症性ミオパチーなどに分類される．側弯や首下がりの原因となることがある．

▌neuralgic amyotrophy　　神経痛性筋萎縮症

一側上肢・肩甲帯の急激な痛みに引き続き，数時間から数日中に肩甲帯から上肢の筋力低下や筋萎縮を認める．原因としては感染，ワクチン接種，自己免疫疾患などの説がある．通常，麻痺は自然軽快する．

　　（里見和彦：日脊会誌 **15**: 517–523, 2004）

= **acute brachial neuropathy**

= **Parsonage-Turner syndrome**

▌neurenteric cyst　　神経腸管嚢胞

発生初期の胚葉形成期に，卵黄腔と羊膜腔との間に一時的に形成された交通路である神経腸管が遺残したもの．下位頚椎から上位胸椎の脊髄腹側に多い．

▌neurofibromatosis〔NF〕　　神経線維腫症

● **neurofibromatosis type 1〔NF1〕　神経線維腫症 1 型**：神経，筋，骨および皮膚における発育性変化を特徴とする家族性疾患．多発性皮下神経線維腫症が全身に生じ，同時に多数の café-au-lait spots（カフェオレ斑．直径 1.5 cm 以上，6 個以上）を伴う．Neurofibroma は nonmyelinating タイプの Schwann 細胞に由来する良性腫瘍であるが，本症の約 5%のものは悪性化する．しばしば進行性の脊柱側弯が生じ，脊髄障害を伴いやすい．

　　（von Recklinghausen FD: Ueber die multiplen Fibrome der Haut und ihre Beziehung zu den multiplen Neuromen, August Hirschwald, Berlin, 1882）

● **neurofibromatosis type 2〔NF2〕　神経線維腫症 2 型**：両側性に発生する聴神経鞘腫（前庭神経鞘腫）を主徴とし，その他の神経系腫瘍（脳および脊髄神経鞘腫，髄膜腫，脊髄上衣腫）や皮膚病変（皮下や皮内の神経鞘腫，カフェオレ斑），眼病変（若年性白内障）を呈する常染色体優性の遺伝性疾患である．

　　（Wishart JH: Edinburgh Med Surg J **18**: 393-397, 1822）

　＝　**mollscum fibrosum**

　＝　**von Recklinghausen disease　von Recklinghausen 病**

neuropathic〈neurogenic〉osteoarthropathy

　無痛覚性の神経組織の病変に関連して生じる骨軟部組織の種々の異常変化．原因となる代表的な全身性疾患として，脊髄癆，脊髄空洞症，癩，糖尿病などがある．脊椎にみられる変化としては，椎間板も高度に破壊される結果，脊椎すべり，側弯，後弯などの変形が著明に出現するが，疼痛を伴わない．失調歩行や両下肢の脱力，深部感覚障害などの脊髄後索の神経症状がみられる．

　　（Charcot JM: Arch Physiol Norm Path **1**: 161-178, 1868）

　⇒　**Charcot spinal arthropathy　Charcot 脊椎**

　⇒　**Charcot joint　Charcot 関節**

neurosyphilis　　神経梅毒

　梅毒による中枢神経障害の総称で有症候性と無症候性に分類される．前者のうち実質性のものが脊髄癆であり，Charcot 関節などの原因になる．

　⇒　**tabes dorsalis　脊髄癆**

ochronosis　　オクロノーシス，組織褐変症

　肝および腎でのホモゲンチジン酸酸化酵素の欠損により，アルカプトン体が全身の軟骨，結合組織構造体に沈着し，褐変させ変性を起こす遺伝性代謝異常症で，常染色体優性である．男にやや多くホモゲンチジン酸の大量尿中排泄，尿の放置またはアルカリ性にすると黒変する．椎間板は褐色に強く変性し，間隙の狭小化，石灰化を伴い腰痛の原因となる．

　＝　**alcaptonuria**

⇒　**ochronotic arthropathy　アルカプトン尿性関節症**：四肢大関節
（膝，股，肩など）の関節軟骨の黒変と変性をきたし，関節内遊離体，
関節周囲石灰化を伴い，有痛性である．

■odontoid〔process〕fracture　　歯突起骨折

歯突起部の骨折．本骨折の機序はよく理解されていないが，頚椎に高速
度の衝撃的外力が加わった場合にみられ，単なる横靱帯を介しての剪力や
翼状靱帯の剥離骨折ではないとの意見がある．他の上位頚椎の損傷を伴う
ことが多い．Anderson により，次の3型に分類されている．

Ⅰ型：歯突起上部の斜骨折．翼状靱帯による剥離骨折である．

Ⅱ型：歯突起基部の骨折．不安定性が強く，偽関節を形成しやすい．

Ⅲ型：軸椎椎体部まで及ぶ骨折．骨折線は軸椎の上関節面の高さにある．

（Anderson LD, et al: J Bone Joint Surg **56-A**: 1663–1691, 1974）

=　**fracture of odontoid process**

=　**dens fracture**

■odontoid malformations　　歯突起形成異常

歯突起形成異常は5型に分類され，歯突起が全体として分離して発育す
る歯突起骨と，歯突起先端が少し離れたままで発育する ossiculum termi-
nale が典型例である．歯突起骨は歯突起形成異常の type Ⅰ のことをいう．
歯突起骨の発育原因については，先天性の分離と後天性の幼少時における
歯突起骨折後の癒合不全が原因と考えられている．

⇒　**os odontoideum　歯突起骨**

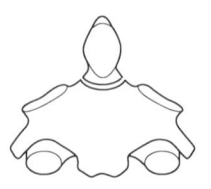

type Ⅰ
os odontoideum

normal dens not fused
to C2 body

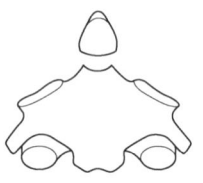

type Ⅱ
ossiculum terminale

nonfusion of the
apical segment of
dens to its base

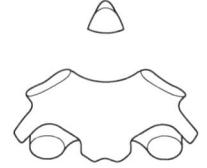

type Ⅲ
agenesis of dens

nonfusion of the apical
segment and agenesis
of the base of the dens

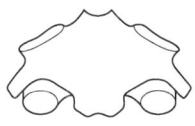

type Ⅳ
agenesis of apical segment

hypoplastic base with
apical segment

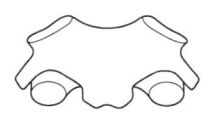

type Ⅴ
agenesis of odontoid

both base and apical
segment fail to develop

歯突起形成異常

(Greenberg AD: Brain **91**: 655-684, 1968)

▌omovertebral bone　　肩甲脊椎骨

　肩甲骨の上内角と，頚椎または胸椎の間に骨性橋梁が形成されたもの．その結果，肩甲骨の下降が障害される．肩甲骨高位を呈する Sprengel 変形にしばしば合併してみられる．

▌ossification of ligamentum flavum 〔OLF〕　　黄色靱帯骨化〔症〕

　黄色靱帯が骨化をきたす疾患．中・下部胸椎から上部腰椎が好発部位で，二次的に脊柱管の狭窄をきたし，圧迫性脊髄症が生じる．後縦靱帯骨化症と合併することが多い．

=　**ossification of yellow ligament**〔**OYL**〕

ossification of posterior longitudinal ligament 〔OPLL〕　後縦靱帯骨化〔症〕

　後縦靱帯が骨化をきたしたもの．骨化により脊髄や神経根が圧迫されて症状が出現する．中年以降の男性で頚椎に多くみられ，骨化のＸ線所見は，連続型，分節型，混合型，その他型に分類される．原因は不明であるが，家族発生のあることから，遺伝的背景のあることが最近明らかになった．アジア地域で多く認められ，欧米での報告は少ない．本症に黄色靱帯骨化や強直性脊椎骨増殖症の合併が多くみられることから，脊柱靱帯骨化症の一部分症であるとの概念がある．

　　　後縦靱帯骨化症〔OPLL〕は，1838 年に Key が最初に報告し，わが国では 1960 年の月本の剖検報告に始まる．
　　　(Key CA: Guys Hosp Rep **3**: 17-34, 1838)
　　　(月本裕国：日外宝函 **29**: 1003-1007, 1960)

　　☞　**ossification of spinal ligaments**　脊柱靱帯骨化〔症〕

ossification of spinal ligaments　　脊柱靱帯骨化〔症〕

　脊柱の構成に関する靱帯のうち，前・後縦靱帯，黄色靱帯，棘上・棘間靱帯などの骨化を一括して 1 つの疾患としてとらえ，これらの骨化を総称した疾患名．

osteoporosis　　骨粗鬆症

　骨折を起こしやすくなるほど骨強度が低下した状態で，その骨強度は骨量のみならず骨質すなわち骨構造，骨代謝回転，ダメージ蓄積，石灰化，骨基質に規定される．本症により脊椎ではいろいろな型の椎体骨折が発生する．

　　⇒　**Kümmell disease Kümmell 病**：キュンメル病．脊椎の外傷後，
　　　無症候性の時期を経て椎体の圧潰が出現し，疼痛性の脊柱後弯症を
　　　呈する．Kümmell（1891）が初めて記載した．組織学的検索から，
　　　post-traumatic vertebral collapse として認識され，osteonecrosis
　　　との相違が注目されている．

　　　　(Kümmell H: Verh Ges Dtsch Naturf Aerzte **64**: 282-285, 1891/92)

= **delayed posttraumatic vertebral collapse**

pachymeningitis　硬〔髄〕膜炎

硬膜の炎症で，多くの場合，硬膜外あるいは硬膜下膿瘍に伴う．硬膜が高度に肥厚した hypertrophic pachymeningitis はまれである．脊髄圧迫を起こすことがある.

⇒ **spinal pachymeningitis　脊髄硬〔髄〕膜炎**

Paget disease　Paget 病

パジェット病．主として，扁平骨（頭蓋，骨盤）および四肢長管骨（主に大腿骨，下腿骨）に変形，弯曲をきたす骨系統疾患．組織学的に骨髄の線維化，骨吸収と骨形成が著しく亢進し，骨梁は特徴的にモザイク構造を呈する．血清アルカリホスファターゼが著明に上昇する．病的骨折，変形に伴う末梢神経の絞扼，難聴が生じうる．高齢者では，二次性骨肉腫が発生しやすい．脊椎のX線像は病期により，椎体上下縁が硬化し中心部骨梁が粗（picture frame appearance）となったり，椎体全体の硬化像（ivory vertebra）を呈することがある.

(Paget J: Med Chir Trans **60**: 37-63, 1877)

= **osteitis deformans　変形性骨炎**

periodic paralysis　周期性四肢麻痺

発作性の弛緩性四肢麻痺．原発性と甲状腺機能亢進症などによる続発性のものがある．発作時の血清カリウム値により，高カリウム性と低カリウム性に分類される.

piriformis syndrome　梨状筋症候群

梨状筋によって坐骨神経が絞扼されて起こる症候群．坐骨神経の刺激症状と，軽い麻痺症状が生じる．Lasègue テストは，陰性のものが多い.

(Yeoman W: Lancet **212**: 1119-1123, 1928)

⇒ **Freiberg test**：徒手的に股関節屈曲位での内旋を強制すると，梨状筋が緊張して疼痛が増強する誘発テスト．坐骨神経を圧迫している場合症状が増強する.

proximal junctional failure〚PJF〛

　主に広範囲脊椎固定術後に頭側固定椎あるいはその隣接椎・椎間に骨折や軟部組織の損傷による後弯，すべりなどの不安定性を生じ，痛みや麻痺あるいは変形の悪化のためにしばしば再手術を要する状態．

　（Yagi M et al: Spine **39** : E607–E614, 2014）

proximal junction kyphosis〚PJK〛

　主に広範囲脊椎固定術後に頭側固定椎あるいはその隣接椎・椎間に骨折や軟部組織の損傷による画像上の後弯．Glattes らが固定最上位椎とその2椎上位椎で計測した後弯角が10°以上，かつ術前より10°以上の進行がある場合と定義した．

　（Glattes RC et al: Spine **30**: 1643–1649, 2005）

platybasia　　扁平頭蓋底〔症〕

　後頭骨の発育異常によるもので，斜台と蝶形骨平面のなす角（基底角）が鈍になった状態をさす．すなわち基底角（頭蓋単純 X 線側像で鼻根点と鞍結節を結ぶ線と，鞍結節と斜台の下端を結ぶ線のなす角：正常平均134°）が143°以上のものをいう．これのみでは通常無症状であるが，しばしば頭蓋底陥入症を伴い，歯突起が脳幹部を圧迫するようになる．

　　⇒　**basilar impression**　頭蓋底陥入〔症〕
　　⇒　**basilar invagination**　頭蓋底陥入〔症〕
　　⇒　**os odontoideum**　歯突起骨

posterior interosseous nerve palsy　　後骨間神経麻痺

　橈骨神経の運動枝である後骨間神経が回外筋筋腹を通過する部で障害される病態．手指の伸展障害を呈する．

posterior longitudinal ligament hypertrophy　　後縦靱帯肥厚〔症〕

　後縦靱帯が肥厚し，それにより脊髄あるいは神経根などが圧迫されて症状が発現したもの．まれな疾患で，頚椎部にみられる．後縦靱帯の肥厚を後縦靱帯骨化の前駆像とする意見がある．

　　⇒　**ossification of posterior longitudinal ligament〔OPLL〕 後縦**
　　　靱帯骨化〔症〕

▎**postlaminectomy〔spinal〕stenosis　　椎弓切除後脊柱管狭窄〔症〕**
　　椎弓切除術後に，脊柱の不安定性や術後瘢痕組織の肥厚などによって，
　二次的に起こる医原性脊柱管狭窄症．医原性脊柱管狭窄症には，ほかに前
　方または後方脊椎固定術後のものなどがある．

▎**pseudotumor in the retroodontoid space　　歯突起後方偽腫瘍**
　　軸椎歯突起後方に発生する非腫瘍性病変．関節リウマチなど原疾患が明
　らかなもののほかに，環軸関節の不安定性に伴う病変や，環軸関節の変形
　性関節症性変化に伴う病変などが報告されている．
　　＝　歯突起後方腫瘤

▎**psoriatic spondylitis　　乾癬性脊椎炎**
　　乾癬患者に発生するRA因子陰性の炎症性脊椎炎．乾癬患者の5～10%
　に関節炎が起こり，このうち20%程度が脊椎症状を発症する．男性に多
　く（2.3：1），HLA-B17抗原陽性率が高い．脊椎の関節びらんから最終
　的には強直にいたるが，全脊柱・仙腸関節に及ぶ型と部分的にとどまる型
　がある．

▎**pyogenic spondylitis　　化膿性脊椎炎**
　　脊椎に発生する化膿性骨髄炎．感染経路は，血行性や隣接臓器，手術，
　検査などからの直接感染があり，腰椎，胸椎，頚椎の順に多い．
　　⇒　**pyogenic discitis〈diskitis〉 化膿性椎間板炎**
　　⇒　**pyogenic spondylodiscitis〈spondylodiskitis〉 化膿性脊椎椎間**
　　　板炎

▎**pyogenic spondylodiscitis〈spondylodiskitis〉　　化膿性脊椎椎間**
板炎
　　化膿性脊椎炎と同様，一般細菌の血行性感染や直接感染による脊椎およ
　び隣接する椎間板の感染．背部痛，発熱，局所後弯，時に神経障害などを

生じる.

▌radiation myelopathy　　放射線〔性〕脊髄症

　　脊髄への放射線照射が耐容線量を超過して行われた場合に生じる脊髄障害. 照射後半年から数年の間に四肢の感覚障害として発症し, ゆっくりと進行するものが多い. 脊髄の耐容線量は, 1回照射量で 2 Gy, 総線量で 50 Gy 以下である.

▌radiculitis　　神経根炎

　　神経根の炎症.

▌radiculopathy　　神経根症

　　脊柱管や椎間孔内で, 神経根が障害されて, 症状の出現したもの. その神経根支配領域に痛みやしびれ, 感覚障害や運動麻痺などをきたす.

▌rheumatoid spondylitis　　リウマチ性脊椎炎

　　関節リウマチ (rheumatoid arthritis)〚RA〛に伴う脊椎病変で, 椎間関節や靱帯付着部に炎症が波及し脊椎支持組織が破壊されて不安定性を呈する. 頚椎に発症することが多く, 重篤な脊髄症にいたることもある. 上位頚椎では環軸関節前方 (亜) 脱臼 [atlantoaxial anterior dislocation (subluxation〚AAS〛)] の頻度が高く, 環軸関節や後頭環椎関節の破壊がさらに進行することで歯突起先端が頭蓋内に陥入し, 垂直 (亜) 脱臼 [vertical dislocation (subluxation〚VS〛)] となることも多い. C3 椎以下において病変が進行すれば軸椎下亜脱臼 (subaxial subluxation)〚SAS〛となる.

　　(Garrod AW: A Treatise on Rheumatism and Rheumatoid Arthritis, Griffin, London, 1890)

　=　**spinal lesion in rheumatoid arthritis　リウマチ性脊椎病変**
　⇒　**rheumatoid cervical spine, cervical lesion in rheumatoid arthritis　リウマチ性頚椎病変**

▌sacral sparing　　仙髄回避

　ある髄節レベル以下の運動・感覚障害が認められても，仙髄支配領域である会陰部の感覚または運動が保たれている状態をいう．感覚ではS4-5髄節である粘膜皮膚移行部のいずれかの側に触覚，痛覚または圧覚が残っている場合，運動では直腸診で外肛門括約筋の随意収縮が認められる場合に回避ありとする．脊髄損傷では，仙髄部機能が温存されているか否かは，回復が起こるか否かのもっともよい指標になる．

　　　(Waters RL, et al: Paraplegia **29**: 573-581, 1991)

　　☞　**Frankel 分類，American Spinal Injury Association 〔ASIA〕 impairment scale 〔AIS〕**

▌sacroiliac joint instability　　仙腸関節不安定〔症〕

　本来動きが少なく，安定性が高い仙腸関節が異常可動性を示すために，二次的に腰痛や下肢痛をきたす病態．原因として，外傷，仙腸関節結核，化膿性関節炎，腫瘍，先天奇形などがある．

▌sacroiliac joint pain (dysfunction)　　仙腸関節痛

　　＝　**iliosacral joint pain**

▌sacroiliac joint sprain　　仙腸関節捻挫

　外傷を契機に発症する殿部の有痛性の状態で，骨・軟部組織に画像診断上，明らかな損傷が認められないもの．

▌sacroiliitis　　仙腸関節炎

　仙腸関節の炎症．結核，関節リウマチ，強直性脊椎炎などでみられるが，非特異性のものが多い．

▌SAPHO (synovitis, acne, pustulosis, hyperostosis, osteitis) syndrome　　SAPHO 症候群

　1987年に疾患概念が提案された，皮膚，骨，関節に症状を認める病気で，以下の病状を特徴とする．滑膜炎 (synovitis)，ざ瘡 (acne)，膿疱症 (pustulosis)，骨化症 (hyperostosis)，骨炎 (osteitis) である．X線では

骨びらんと骨新生が混在し，やがて骨化する．脊椎，仙腸関節が侵される
こともある．

　　Chronic multifocal recurrent osteomyelitis（Giedion A, et al: Ann Radiol
　　15: 329-342, 1972）と呼ばれていたが，1987 年に統一．

▌sarcoidosis　　サルコイドーシス

　非乾酪性類上皮細胞肉芽腫による全身性炎症性疾患．神経症状は 5% に
伴い，脳神経（視神経，顔面神経），脳幹，小脳，脊髄実質病変をきたす．

▌sarcopenia　　サルコペニア

　サルコペニアは主に加齢に伴い筋肉量や筋力が低下する症状で，身体機
能の低下や転倒リスクの増加を引き起こす．ギリシヤ語の“サルコ（sarco）
＝筋肉）”と“ペニア（penia）＝喪失”を合わせた造語．一般的にサルコ
ペニアの診断は，骨格筋量，握力，歩行速度の 3 つをもとに診断し，具体
的には骨格筋量が一定以上低下していて，握力が男性で 28 kg 未満，女性
で 18 kg 未満である，または通常歩行速度が 1 m/秒未満である場合にサ
ルコペニアと診断される．

▌Scheuermann disease　　Scheuermann 病

　ショイエルマン病．成因は不明．思春期に発症し，胸椎後弯の増強とそ
れに伴う頚椎および腰椎部の代償性前弯を呈する．椎間板の狭小化，終板
の不整および Schmorl 結節がみられ，少なくとも連続する 3 椎体が 5° 以
上の楔状椎を有する後弯症である．治療は，年齢，後弯の程度や進行の有
無によって異なる．

　　（Scheuermann HW: Z Orthop Chir **41**: 305-317, 1921）

　＝　**juvenile kyphosis**　若年性〔脊柱〕後弯〔症〕

▌scoliosis　　〔脊柱〕側弯〔症〕

　前額面における脊柱の弯曲異常．次の 2 群に分類される．
⑴　非構築性側弯：脊椎の回旋，椎体の楔状化を伴わない脊柱の側方弯曲
　　で，自己矯正あるいは原因の除去で消失するものをいう．原因から，
　　①臥位で消失する姿勢性側弯，

②ヒステリー性側弯,

③神経根性疼痛や腰痛に伴う疼痛性側弯,

④脚長差による代償性側弯,

などに区別される.

(2) 構築性側弯：脊柱の回旋と椎体の楔状化などを伴う脊柱の側方弯曲
　　で, 真の側弯症である. 種々の疾患で生じ, 特発性が多くを占める.

⇒ **adult scoliosis　成人〔脊柱〕側弯〔症〕**：骨成長の停止後にみら
　　れる側弯. 18 歳以上のものを指す.
　　Scoliosis Research Society (https://www.srs.org/Patients/Conditions/
　　Scoliosis/Idiopathic-Scoliosis)

⇒ **congenital scoliosis　先天性〔脊柱〕側弯〔症〕**：種々の程度, 範
　　囲の癒合椎, 半椎, 楔状椎, 肋骨癒合といった脊椎骨の先天性異常
　　によって発生する側弯.

⇒ **neuromuscular scoliosis　神経筋原性〔脊柱〕側弯〔症〕**：神経障
　　害（脳性麻痺, 脊髄損傷など）または筋障害（筋ジストロフィー,
　　ポリオ, アルトログリポーシスなど）に関連して発生する側弯.

⇒ **syndromic scoliosis　症候〔群〕性〔脊柱〕側弯〔症〕**：Marfan
　　症候群, Ehlers–Danlos 症候群, 神経線維腫症, Noonan 症候群,
　　VATER 症候群などの側弯変形をきたす症候群.

⇒ **idiopathic scoliosis　特発性〔脊柱〕側弯〔症〕**：原因となる疾患
　　を有さないもので, 側弯の発生時期から, 次の 3 つに分類される.

① **infantile scoliosis　乳幼児〔性〕〔脊柱〕側弯〔症〕**：3 歳以
　　下の乳幼児に発生する. 男児に多く, ほとんどが左凸のカーブを
　　呈する.

② **juvenile scoliosis　若年性〔脊柱〕側弯〔症〕**：4〜9 歳（思春
　　期までの間）に発生. 急速な進行をみるものが多い.

③ **adolescent idiopathic scoliosis〔AIS〕　思春期特発性〔脊柱〕
　　側弯〔症〕**：思春期から成長終了までに発生する原因不明の側弯
　　で, もっとも頻度が高い. 診断時の年齢が 10 歳以上 18 歳未満
　　のものを指す.
　　Scoliosis Research Society (https://www.srs.org/Patients/
　　Conditions/Scoliosis/Idiopathic-Scoliosis)

⇒ **early onset scoliosis**：10 歳未満に発生する構築性〔脊柱〕側弯〔症〕：乳幼児側弯，若年性側弯，先天性側弯，神経筋原性側弯，症候群性側弯，などがある.

⇒ **King 分類**：胸椎カーブを 5 つのタイプに分類し，胸椎カーブが主カーブとなる type Ⅱ では固定下端を stable vertebra とすることで，腰椎の自然矯正が得られることから胸椎カーブの選択的矯正固定で良好な結果が得られることを提唱した. type Ⅲ〜Ⅴ も固定下端が仙骨中心線上に来る必要があるとしている.

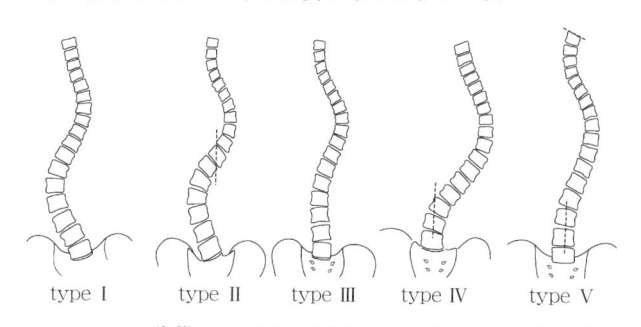

type Ⅰ　　　　type Ⅱ　　　type Ⅲ　　　type Ⅳ　　　type Ⅴ

　type Ⅰ：胸椎カーブおよび腰椎カーブとも仙骨正中線と交差する S 字型のカーブで，腰椎カーブが胸椎カーブより大きく，不撓性である.

　type Ⅱ：胸椎カーブ，腰椎カーブとも仙骨正中線と交差する S 字型のカーブで，胸椎カーブが腰椎カーブより大きく，不撓性である.

　type Ⅲ：腰椎カーブが仙骨正中線と交差しない胸椎カーブ

　type Ⅳ：長い胸椎カーブで，L5 は仙骨中心にあるが L4 は胸椎カーブに向かい傾斜している.

　type Ⅴ：ダブル胸椎カーブで T1 が上位胸椎カーブの凸側に沿って傾斜している. 上位胸椎カーブは側屈写真でも構築性である.

　　（King HA, et al: J Bone Joint Surg Am **65**: 1302–1313, 1983）

⇒ **Lenke 分類**：Lenke らにより提唱された思春期特発性側弯症の包括的分類. 側弯症を構築性カーブの高位などにより 1〜6 の 6 つの

　　タイプに分類し，さらに腰椎カーブと矢状面弯曲により細分化して
　いる．本分類は再現性に優れ，手術法の選択に有用であるとされる．
　　(Lenke LG, et al: J Bone Joint Surg Am **83**: 1169-1181, 2001)

lumber spine modifier	curve type (1〜6)					
	type 1 (main thoracic)	type 2 (double thoracic)	type 3 (double major)	type 4 (triple major)	type 5 (TL/L)	type 6 (TL/L・MT)
A (no to minimal curve)	1A*	2A*	3A*	4A*		
B (moderate curve)	1B*	2B*	3B*	4B*		
C (large curve)	1C*	2C*	3C*	4C*	5C*	6C*
possible sagittal structural criteria (to determine specific curve type)	normal	≧+20° PT kyphosis	≧+20° TL kyphosis	≧+20° ≧+20° PT+TL kyphosis		

　　　　　　　　　　　　　　　　　　　　　− : <10°
*T5〜12 sagittal alignment modifier: −, N, or　N : 10〜40°
　　　　　　　　　　　　　　　　　　　　　+ : >40°

⇒　**adult spinal deformity**　成人脊柱変形

▍segmental motor paralysis 髄節性運動麻痺

頚椎除圧術,固定術後にときに起こる髄節性の運動麻痺.多くはC5麻痺として三角筋,上腕二頭筋筋力低下が生じるが,感覚低下,根性疼痛を伴うこともある.筋力低下は近位,末梢,広汎型がある.一般的には可逆性である.

▍shoulder hand syndrome 肩手症候群

肩と手に耐えがたい痛み,腫脹,皮膚色調の変化,運動障害などの血管運動神経症状が出現する症候群.原因は種々であるが,特発性のほかに,心筋梗塞,片麻痺,頚椎症などでもみられる.最近は,複合性局所疼痛症候群〖CRPS〗の概念でもとらえられている.

▍spasmodic torticollis 痙性斜頚

局所性ジストニアの一種で,頚部ジストニアとも呼ばれる.頚部の筋が不随意に収縮し,頚部が左右いずれかに捻じれる.しばしば疼痛を伴い,ときには前後方向にも傾き制御できない.

▍spina bifida, spondyloschisis 二分脊椎,脊椎披裂

脊椎が正中で癒合不全をきたした先天異常の総称であるが,通常は椎弓部分の癒合不全をさす.髄膜が脊柱管を逸脱していない潜在性二分脊椎（spina bifida occulta）と,椎弓欠損部を通して髄膜,脊髄が逸脱し,背部に嚢状に突き出た嚢胞性二分脊椎（spina bifida cystica）あるいは顕性二分脊椎（spina bifida aperta）に分けられる.腰仙椎部に多い.潜在性二分脊椎では,しばしば皮下脂肪腫,皮膚陥凹,皮膚洞,色素沈着,毛髪異常がみられ,脊髄係留症候群（tethered cord syndrome）を伴う.嚢胞性二分脊椎は,髄膜が皮下に逸脱した髄膜瘤（meningocele）と,脊髄も逸脱した脊髄髄膜瘤（myelomeningocele）に分けられる.後者は,さらに皮膚欠損のない閉鎖性と,欠損があり早期の閉鎖手術が必要な開放性脊髄髄膜瘤に分けられる.下肢麻痺・変形,膀胱直腸障害,脊柱変形,水頭症,脊髄空洞症が問題となる.

▌spinal〔canal〕stenosis　脊柱管狭窄〔症〕

　脊柱管が先天性ないし発育性に狭小であったり，後天性に狭小化したもので，種々の疾患発症の起因となる病態である．腰椎部，ついで頚椎部に多く，前者では間欠跛行や根性疼痛，後者では脊髄症状の原因となる．主に加齢的変化が加わって発症するので，中高年者に多くみられる．

　　腰椎に関して初めての報告.
　　(Verbiest H: J Bone Joint Surg Br **36**: 230–237, 1954)
　　(若松英吉ほか：整形外科 **21**: 1–7, 1970)

　☞　**lumbar spinal〔canal〕stenosis〔LS〔C〕S〕**　腰部脊柱管狭窄〔症〕
　⇒　**developmental spinal〔canal〕stenosis**　発育性脊柱〔管〕狭窄〔症〕
　⇒　**dynamic spinal〔canal〕stenosis**　動的脊柱〔管〕狭窄〔症〕
　⇒　**static spinal〔canal〕stenosis**　静的脊柱〔管〕狭窄〔症〕

▌spinal arachnoid cyst　脊髄くも膜嚢腫

　☞　**spinal arachnoid diverticulum**　脊髄くも膜憩室

▌spinal arachnoid diverticulum　脊髄くも膜憩室

　硬膜内でくも膜が局所的に憩室あるいは嚢腫状になり，内部に脳脊髄液を含んだ状態．先天性のものと二次性のものがある．脊髄や神経根を圧迫すれば神経症状を呈する．胸髄背側に多く，通常は単発性である．疼痛で発症し，慢性に脊髄症状を呈するものが多い．

　＝　**spinal arachnoid cyst**　脊髄くも膜嚢腫

▌spinal arteriovenous malformation〔spinal AVM〕　脊髄動静脈奇形

　脊髄血管系の奇形．異常血管が局所的に増殖し，異常血流動態を示す．胸髄に頻度が高い．全年齢層にみられ，男女比は 3：1．根性疼痛で発症し，出血による急性のものと，steal 現象，圧迫，stagnant anoxia による慢性のものがある．脊髄造影により虫様陰影欠損がみられるが，確定診断には脊髄血管撮影が欠かせない．治療は，transcatheter embolization や nidus の摘出が行われる．MRI において怒張した流出静脈の flow void sign，脊髄の腫脹像が認められることが多い．

　⇒　**spinal arteriovenous aneurysm**　脊髄動静脈瘤

　⇒　**dural arteriovenous fistula〔dural AVF〕**　脊髄硬膜動静脈瘻

▌spinal〔cord〕concussion　　脊髄振盪〔症〕

　脊髄に対して，器質的障害を及ぼさない程度の外力が加わった直後に発生する一過性の脊髄機能障害．数秒から数分，ときには数時間で元に復する．障害高位の局所症状と遠隔症状を呈する．

▌spinal cord herniation　　脊髄ヘルニア

　脊髄が何らかの原因で硬膜欠損部や憩室内などに嵌頓する病態．術後性，外傷性，特発性に分類される．

▌spinal cord infarction　　脊髄梗塞

　脊髄血管の閉塞などにより生じる急性脊髄障害．原因別に脊髄外血管性，脊髄表面ないし脊髄内血管性などに分類される．

　⇒　**anterior spinal artery syndrome**　前脊髄動脈症候群：前脊髄動脈の閉塞により支配領域の脊髄腹側 2/3 が障害される．急速の対麻痺，障害部以下解離性感覚障害，病巣部に一致した強い帯状痛，病変部の筋萎縮が臨床的特徴である．

▌spinal cord injury〔SCI〕　　脊髄損傷

　何らかの外力が脊髄に加わり，脊髄が損傷された状態．原因の多くは，脊椎の骨折，脱臼などに合併する鈍力による損傷であり，その他に射創，刺創による直接損傷のものもある．骨傷の明白でないものがあり，頚椎の過伸展損傷でよくみられる．病態は脊髄実質の出血，浮腫を基盤にした挫傷と圧迫病変で，損傷髄節以下に麻痺が出現する．損傷高位により，四肢麻痺を呈する頚髄損傷と，対麻痺を呈する胸髄，腰髄，仙髄，円錐損傷と，髄外の損傷である馬尾損傷に分けられる．

　⇒　**anterior〔spinal〕cord injury**　前部脊髄損傷：脊髄横断面の損傷域からみた病型の 1 つ．脊髄中心部と前・側索が損傷されるため，運動は両側の上下肢ともに障害され，感覚は表在性感覚が障害される．

⇒ **Brown–Séquard syndrome** Brown–Séquard 症候群，脊髄半〈片〉側障害

⇒ **complete〔spinal〕cord injury** 完全脊髄損傷：脊髄の全横断面が損傷されて，損傷髄節以下に完全横断麻痺が出現したもので，随意運動や感覚が完全に失われたもの.

⇒ **incomplete〔spinal〕cord injury** 不〔完〕全脊髄損傷：損傷髄節以下に麻痺がみられるが，部分的に随意運動や感覚が残存しているもの.

⇒ **central〔spinal〕cord injury** 中心性脊髄損傷：脊髄横断面の損傷域からみた病型の1つ. 頚髄高位に発生しやすい. 脊髄の灰白質と白質の内側部が損傷されるため，下肢の障害はより速やかに軽減して上肢優位の障害を呈する.

⇒ **posterior〔spinal〕cord injury** 後部脊髄損傷：脊髄横断面の損傷域からみた病型の1つ. 脊髄中心部と後・側索が障害されるため，両側上下肢の麻痺に加え，深部感覚が障害される.

⇒ **hemiplegia cruciatia** 交叉性片麻痺：一側上肢と反対側の下肢の麻痺. 脳幹部の錐体路交叉部で，すでに交叉した上肢への線維と，まだ交叉していない下肢への線維が一側性に障害されたときに発生する.

　　= **Wallenberg syndrome** Wallenberg 症候群

⇒ **cruciate paralysis of Bell** 交叉性麻痺：上肢の対麻痺. 脳幹部の錐体路交叉部で，上肢への線維が交叉する部分のみが障害されたときに発生する. 下肢には麻痺はみない.

　　= **Bell palsy** Bell 麻痺

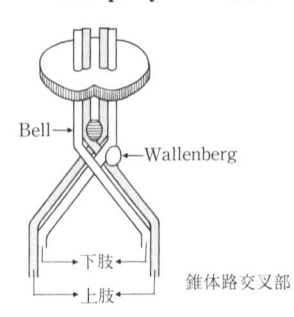

錐体路交叉部

⇒　**conus 〔medullaris〕 injury　脊髄円錐損傷**：脊髄円錐は，脊髄尾
側末端部で第3仙髄以下の髄節から構成されているので，この部位
を損傷すると特徴的な障害を呈する．純然たる円錐部損傷では，会
陰部に限局した感覚障害と外括約筋の調節障害および膀胱，直腸，
生殖器の機能障害である．下肢症状は伴わない．

　　⇒　**root escape**

　　☞　**Frankel 分類，American Spinal Injury Association
〔ASIA〕 impairment scale 〔AIS〕**

　　☞　**spinal shock　脊髄ショック**

spinal cord tumor　　脊髄腫瘍

　　脊柱管内またはその周辺部の腫瘍で，脊髄圧迫症状を呈するものの総
称．狭義には原発性のものをさすが，広義には脊髄麻痺を伴う転移性脊髄
腫瘍も含まれる．馬尾から発生した場合を馬尾腫瘍と呼ぶ．腫瘍占拠の横
位から髄内腫瘍，硬膜内髄外腫瘍，硬膜外腫瘍の3者を区別する．成人に
おける発生頻度は，それぞれ約20％，60％，20％である．小児では，硬
膜外50％，髄内40％で，硬膜内髄外は少ない．組織型別頻度は，神経鞘
腫（約50％），髄膜腫（約10％），神経膠腫（約9％），血管系腫瘍（約
10％），嚢腫（約8％）である．悪性度の高い星細胞腫は摘出困難である．

　⇒　**cauda equina tumor　馬尾腫瘍**：馬尾部に発生した腫瘍を総称し
ていう．神経鞘腫，神経線維腫，髄膜腫が主である．馬尾部に占拠
した粘液乳頭状上衣腫は，脊髄円錐ないし脊髄終糸から発生するの
で，これは髄内腫瘍に分類される．

　⇒　**dumbbell 〈hourglass〉 tumor　砂時計腫**：砂時計のような形態を
もつ腫瘍の総称．硬膜部で細くなりその内外に存在するものと，椎
間孔で絞扼され脊柱管の内外に連なるものとがある．一般には組織
型を問わないが，悪性腫瘍を除外する．組織学的には，神経鞘腫な
どの神経原性腫瘍が大部分を占めるが，ときに髄膜腫がみられる．
Eden が，形態により以下の4型に分類している．

　　　type 1: intra- and extradural

　　　type 2: intra- and extradural and paravertebral

　　　type 3: extradural and paravertebral

　　　　　type 4: foraminal and paravertebral
　　　　　　（Eden K: Br J Surg **28**: 549-569, 1941）

▌**spinal dysraphism**　　脊柱管癒合不全
　　脊柱管が先天的異常により閉鎖しない状態.
　　☞　**spina bifida, spondyloschisis**　二分脊椎, 脊椎披裂

▌**spinal epidural cyst**　　脊髄硬膜外囊胞
　　硬膜外腔に形成された種々の囊胞の総称.
　　＝　**spinal extradural cyst**
　　⇒　**discal〈diskal〉cyst**　椎間板囊腫
　　⇒　**neurenteric cyst**　神経腸管囊胞
　　⇒　**synovial cyst**
　　⇒　**intraspinal ganglion**　脊柱管内ガングリオン
　　⇒　**juxtafacet cyst**
　　⇒　**gas-containing disc〈disk〉herniation**　椎間板ガスヘルニア

▌**spinal epidural hematoma**　　脊髄硬膜外血腫
　　硬膜外腔に血腫が形成されたもので, 血腫は外傷性あるいは非外傷性に
生じ, 原因の明白でないものがある. 頚椎, 胸椎, 腰椎のいずれの高位に
もみられる. 症状は非外傷性のものでは, 罹患局所の激しい疼痛で始まり,
その後, 脊髄症状が急速に出現する. 進行性の麻痺が認められる場合は,
早期診断による緊急手術が必要である.

▌**spinal perineur〔i〕al cyst**　　脊髄神経鞘囊腫
　　神経根の神経内膜（endoneurium）と神経周膜（perineurium）の間の
perineurial space に生じた囊腫. 成因については, 加齢, 変性, 炎症, 出
血, 外傷などの多くの説があげられている. 仙骨や尾骨部に好発する. 多
くの神経根に多発性に発生し, くも膜下腔と狭部で共通しているものが多
い. 多くは無症状であるが, 囊腫が増大すると腰痛や坐骨神経痛を引き起
こす.
　　＝　**arachnoid proliferation and cystic formation of spinal nerve**

roots
- = **cyst of sacral nerve roots**, **sacral cyst**
- = **meningeal diverticula**
- = **Tarlov cyst**　Tarlov 囊胞（神経根囊腫）

（Tarlov IM: Arch Neurol Psych **40**: 1067-1074, 1938）

▌spinal progressive muscular atrophy〔SPMA〕　脊髄性進行性筋萎縮症

運動ニューロン疾患〔MND〕のうち下位運動ニューロン障害のみを示す．多くは手から萎縮が始まり経過は緩徐（Aran-Duchenne 型）である．

⇒　**Werdnig-Hoffmann 病**

▌spinal shock　脊髄ショック

脊髄が高度に損傷されると，損傷直後は損傷髄節以下の運動，感覚のみならず反射機能が一過性に消失する状態．脊髄ショックから離脱すると，まず球海綿体反射，肛門反射，足底反射などが出現する．

▌spinal tumor　脊椎腫瘍

脊椎に発生した腫瘍の総称．以下のようなものがある．

metastatic spinal tumor 転移性脊椎腫瘍	
primary benign spinal tumor 原発性良性脊椎腫瘍	primary malignant spinal tumor 原発性悪性腫瘍
hemangioma 血管腫	solitary plasmacytoma 孤立性形質細胞腫
aneurysmal bone cyst 動脈瘤様骨囊腫	multiple myeloma 多発性骨髄腫
giant cell tumor 巨細胞腫	chordoma 脊索腫
osteochondroma 骨軟骨腫	chondrosarcoma 軟骨肉腫
osteoid osteoma 類骨骨腫　など	osteosarcoma 骨肉腫　など

■ spine 〈spinal〉 injury　脊椎損傷

外傷による脊椎の損傷. 骨, 椎間板, 靱帯組織の単独損傷を含む.

　　(Magerl F, et al: Eur Spine J **3**: 184–201, 1994)

　　(McCormack T, et al: Spine **19**: 1741–1744, 1994)

= **vertebral fracture　椎体骨折**

⇒ **burst fracture　破裂骨折**：椎体後壁の粉砕を伴う脊椎骨折.

　　　　(Denis F: Spine **8**: 817–831, 1983)

　　　　(Magerl F, et al: Eur Spine J **3**: 184–201, 1994)

⇒ **compression fracture　圧迫骨折**：Denis の 3 column theory で, 椎体後壁, 後縦靱帯, 椎間関節などの middle column の損傷のない前方支柱の骨折. 安定型骨折で神経損傷の合併はまれである.

= **wedge compression fracture　楔状骨折**：椎体骨折の中で前方が低い楔状の骨折.

⇒ **intravertebral vacuum cleft**：脊椎圧迫骨折の椎体内に単純 X 線像で横走する透過性の高い裂隙. 椎体骨折の偽関節を示すといわれ, 脊椎単純 X 線機能撮影の伸展位で観察されやすく屈曲位で消失する. MRI ではその多くが T1 強調画像で低信号, T2 強調画像で高信号を呈し液体貯留を示すが, ときにガス像を示す場合もある. 組織学的には虚血性壊死と一部修復像を含む.

= **intravertebral vacuum phenomenon, alligator mouth**

⇒ **〔lap〕seat belt injury　シートベルト損傷**：Chance によって発表された胸腰椎移行部の屈曲・伸展骨折. 水平な骨折線は, 椎弓から椎弓根部を通って前方は椎体まで, 後方は棘突起にまで及ぶ. 腰部のみがシートベルトで固定された状態で, 正面衝突に遭うと, 固定されていない上・下半身が前方に屈曲し, 脊椎後方要素に伸展力が働いて発生する.

= **Chance fracture**

　　　　(Chance GQ, et al: Br J Radiol **21**: 452–453, 1948)

= **flexion-distraction injury**

⇒ **posterior ligamentous complex　後方靱帯複合体**：脊椎後方要素のうち, 後縦靱帯, 椎間関節関節包, 黄色靱帯, 棘間靱帯, 棘上靱帯の靱帯成分をさす. 外傷による脊椎不安定性の評価の際の重要な

因子の１つである．

(Vaccaro AR, et al: Spine **30**: 2325–2333, 1995)

⇒　**slice fracture**：胸腰椎移行部に発生する脊椎屈曲回旋脱臼に伴う椎体の骨折．骨折は椎体頭側面を削ぎ落とすように，椎間板直下の終板と椎体との間に発生する．後方要素の椎間関節は回旋脱臼を起こし，棘上・棘間靱帯も断裂している．anterior, middle, posterior の３支柱のすべてに損傷があることから，きわめて不安定である．

＝　**lateral rotational fracture-dislocation**

spinocerebellar degeneration　　脊髄小脳変性症

脊髄の退行変性を伴う小脳変性疾患の総称で，その多くが遺伝性である．

＝　**hereditary ataxia**　遺伝性運動失調症

⇒　**Friedreich ataxia**　Friedreich 失調症

spondylitis　　脊椎炎

脊椎に発症する炎症性病変を総称する．感染性と非感染性があり，後者にはリウマチ性脊椎炎および血清反応陰性脊椎炎（seronegative spondylitis）としての強直性脊椎炎，Reiter 症候群，乾癬性脊椎炎などがこの範疇に入る．

☞　**discitis〈diskitis〉**　椎間板炎

☞　**ankylosing spondylitis〔AS〕**　強直性脊椎炎

☞　**psoriatic spondylitis**　乾癬性脊椎炎

☞　**pyogenic spondylitis**　化膿性脊椎炎

☞　**rheumatoid spondylitis**　リウマチ性脊椎炎

☞　**tuberculous spondylitis**　結核性脊椎炎

spondylocostal dysostosis　　脊椎肋骨異骨症

脊椎と肋骨の先天的形成異常を多発性にみる疾患．低身長，脊柱変形，生殖泌尿器系の異常，肋骨形成異常などを呈する．多くが遺伝性で，優性あるいは劣性である．

spondyloepiphyseal dysplasia〔SED〕　脊椎骨端異形成〔症〕

脊椎および長管骨の骨端に不規則な骨化を伴い，関節の早期変性が生じる小人症の一種．生下時に異常が疑われる先天性のもの（congenita）と，5〜10歳頃から明確になる遅発性（tarda）の2つを区別する．X線所見として，舌状の扁平椎，胸椎後弯，腰椎前弯を認める．短躯体を呈し，四肢大関節とくに股関節の運動制限や関節弛緩，内反足，外反扁平足などを示す．先天性のものは常染色体優性，遅発性のものは伴性劣性である．

spondylolisthesis　脊椎すべり〔症〕

上位脊椎が隣接する下位脊椎に対して前方や後方に転位した状態．腰痛や下肢の神経症状の原因になる．発生原因から，次のように分類される．

⇒ **degenerative spondylolisthesis〔DS〕　変性脊椎すべり〔症〕**：椎間板を中心とした脊椎運動単位の退行変性によって，その分節が異常にぐらつき，支持性が失われてすべりが生じたもの．椎間関節突起間部に異常は認められない．女性のL4/5間に好発する．

⇒ **dysplastic spondylolisthesis　形成不全性脊椎すべり〔症〕，異形成性脊椎すべり〔症〕**：腰仙椎移行部にみられ，仙椎や第5腰椎の先天的形成不全，とくに椎間関節部に形成不全があるとすべりが起こる．椎間関節突起は，水平方向あるいは矢状方向をとるものがある．関節突起間部は完全なものと，細く伸張されて分離しているものとがある．すべりの程度は高度で神経症状がみられることが少なくない．

⇒ **isthmic spondylolisthesis　分離性脊椎すべり〔症〕，峡部性脊椎すべり〔症〕**：椎間関節突起間部（pars）は，細く伸長してすべるもの，分離を起こしてすべるもの，あるいは両者の組合せがある．基本的には，関節突起間部の繰り返し外力による疲労骨折であるとの説が有力で，椎間関節突起間部の伸長は疲労骨折の繰り返しの結果とみなされている．腰椎関節突起間部の欠損はpars defectと呼ばれる．

＝ **spondylolytic spondylolisthesis　脊椎分離すべり〔症〕**

⇒ **pathological spondylolisthesis　病的脊椎すべり〔症〕**：骨系統疾患や腫瘍性病変によりすべりが生じたもので，まれである．

⇒　**traumatic spondylolisthesis　外傷性脊椎すべり〔症〕**：椎弓根，
椎弓，椎間関節の骨折によりすべりを生じたもの.

⇒　**retrospondylolisthesis　脊椎後方すべり〔症〕**：上位の脊椎が，
下位の隣接脊椎に対し，後方に偏位したもの.

spondylolysis　脊椎分離症

椎弓の関節突起間部に裂隙形成があり，骨性の連続を欠き（脊椎分離），
これに伴い痛みなどの症状を呈する疾患. 成長期のスポーツ障害などの後
天的な要因が加わって生じると考えられており，下位腰椎に好発する. 分
離部には線維性，軟骨性組織を認める.

⇒　**pars defect**

spondyloptosis　脊椎下垂〔症〕

仙骨上部と第5腰椎関節突起の先天的形態異常により，第5腰椎が仙
椎から前方にすべり落ちた状態をさす. Meyerding 分類のⅣ度を超え，
Ⅴ度と表現される. 先天的素因が関与し，女児に多い. 馬尾神経症状，
tight hamstrings，特有な姿勢と歩行を呈する.

☞　**spondylolisthesis　脊椎すべり〔症〕**

⇒　**dysplastic spondylolisthesis　先天性脊椎すべり〔症〕，異形成性
脊椎すべり〔症〕**

spondylosis deformans　変形性脊椎症

脊椎の退行変性に基づく疾患. 一般にはX線的に椎間板の退行変性を
基盤とし，椎間板の狭小化，椎体辺縁の骨硬化・骨棘形成，椎間関節の狭
小化・反応性骨増殖などの所見が認められる（脊椎症性変化）. これらに
起因する脊柱の可動制限，疼痛，こり感などの局所症状を主に呈し，とき
に脊髄・神経根症状をきたすことがある. 頚椎部の変形性脊椎症は頚椎症，
胸椎部では胸椎症，腰椎部では腰椎症ともいう. 神経症状の発現は，脊柱
管の狭小度が大きく関与する.

Sprengel deformity　　Sprengel 変形

シュプレンゲル変形．肩甲骨の挙上と内方回旋を特徴とする先天性奇形．上肢の挙上が制限される．肩甲骨の内上角と頚椎をつなぐ線維性あるいは骨性の構造を認め，これが omovertebral band や omovertebral bone と呼ばれる．肩甲骨は一般的に小さく，また周囲の筋肉の欠損や形成不全がある．進行しない奇形であるが，保存療法は無効である．種々の外科的治療がある．

(Sprengel OGK: Arch Klin Chir **42**: 545-549, 1891)

☞　**omovertebral bone**　肩甲脊椎骨

＝　**congenital elevation of the scapula**　先天性肩甲骨高位症

sprung back　　棘間靱帯損傷

骨盤が固定された状態で，脊椎に急激な屈曲外力が加わったときに発生するとされている．しかし，単独の棘上・棘間靱帯損傷はごくまれであり，それ自身が腰痛の原因になりうるかどうか疑問視されている．

subacute combined degeneration of the spinal cord　　亜急性連合性脊髄変性症

悪性貧血に伴う索性脊髄症で後索と側索が障害される．

subclavian artery steal syndrome　　鎖骨下動脈盗血症候群

椎骨動脈起始部よりも中枢側で鎖骨下動脈の閉塞，狭窄がある場合，患側椎骨動脈内圧が健側のそれに比べて低いために，患側上肢の運動に際して血液が患側椎骨動脈内を逆流下行し，上肢を灌流し椎骨脳底動脈不全の症状を呈する病態をいう．患側上肢の疼痛，しびれ感，めまい，失神などの症状が一過性，反復性に認められる．

⇒　**thoracic outlet syndrome〔TOS〕**　胸郭出口症候群

superior facet syndrome　　上関節突起症候群

Epstein は，脊柱管の lateral recess が元来異常に狭小であったり，変形性変化が加わったりすると，神経根が上関節突起により絞扼，圧迫されることがあるとした．強い坐骨神経痛，下肢伸展挙上テスト強陽性がみら

れるが，麻痺症状はまれで脊髄造影の所見に乏しい．

　　(Epstein JA, et al: J Neurosurg **36**: 584-589, 1972)

　＝　**subarticular entrapment, Macnab**

　⇒　**bony root entrapment syndrome**

▌syringomyelia　　脊髄空洞〔症〕

　脊髄実質中に脊髄液が貯留し，空洞を形成した状態．多彩な症状がみられ，感覚解離，錐体路症状，筋力低下，筋萎縮，自律神経症状などを呈する．頸髄に多く発生し，延髄部にあれば syringobulbia となる．中心管との交通の有無により，交通性と非交通性に分類する．前者では Chiari 奇形などの先天性奇形を合併することが多い．

　⇒　**hydromyelia　水脊髄〔症〕**：脊髄中心管が異常に拡大し，脊髄液が貯留している病的状態．

　⇒　**宙吊り型感覚障害**：感覚障害が上肢または体幹に限局されている場合の呼称．髄節性または神経根障害により発生する．典型的には，脊髄空洞症の初期に発生し，同部の温度覚，痛覚の障害で，深部感覚は障害されない．下胸背部，腹部に感覚障害が生じればチョッキ型，ジャケット型とも呼ばれる．

▌tarsal tunnel syndrome　　足根管症候群

　足根管部での脛骨神経圧迫によって生じる．

▌tear drop fracture　　涙滴骨折

　Schneider によって発表された頸椎骨折．頸椎の屈曲，圧迫により，椎体下縁の前半分が斜めに圧迫されて破裂骨折が生じ，椎体前下方部の骨片は前下方あるいは前方に転位する．同時に椎体後方部は脊柱管内に転位し，急性前部脊髄損傷を起こす．

　　(Schneider RC, et al: J Neurosurg **22**: 141-154, 1965)

　　(Kahn RA, et al: J Bone Joint Surg Am **38**: 985-989, 1956)

　☞　**Allen-Ferguson classification　Allen-Ferguson 分類**

▌tethered cord syndrome　　脊髄係留症候群

　　脊髄円錐部が硬膜内あるいは外の索状物，脂肪腫，終糸などにより下方に牽引，固定されて症状が発現する症候群．種々の程度の spina bifida occulta の合併が認められる．発現の機序に，成長期の急激な身長の伸びにより，脊髄への牽引が強く作用することがあげられるが，脊髄の伸張による二次的な局所の虚血性変化を重要視する意見がある．症状は多彩で，上位運動ニューロン障害による痙性歩行，腰痛や下肢の疼痛，下肢の感覚障害，尿失禁や夜尿などの膀胱直腸障害，側弯や足部の変形などである．

　　⇒　**tight filum terminale　緊張性終糸**
　　⇒　**low placed conus medullaris　低位脊髄円錐**

▌thoracic insufficiency syndrome　　胸郭不全症候群

　　幼小児期に発生する側弯症において，脊柱変形のみならず胸郭の高度な変形も生じ，これにより正常な胸郭，脊椎の成長が支障を受ける病態．

　　(Campbell RM, et al: J Bone Joint Surg **89-A**: 108-122, 2007)

▌thoracic outlet syndrome〔TOS〕　　胸郭出口症候群

　　胸郭出口部において，腕神経叢，鎖骨下動静脈あるいは腋窩動静脈の圧迫や刺激により発症する症候群．下記の症候群に分かれるが，それらの病態や臨床像に類似点が多く鑑別が容易でないため，本症に一括される．発症機序は不明な点が多く，胸郭出口部に解剖学的異常が存在すると発症しやすく，上肢を酷使する職業やスポーツ，外傷，なで肩の体型などは発症誘因となる．手部尺側領域の感覚異常と疼痛，小指球・母指球筋の萎縮，手指の冷感，チアノーゼ，発汗異常，橈骨動脈触知不良などの症状を呈する．

　　⇒　**cervical rib syndrome　頚肋症候群**：頚肋やその周囲にある腱様組織によるもの．
　　⇒　**costoclavicular〔compression〕syndrome　肋鎖〔圧迫〕症候群**：鎖骨，鎖骨下筋と第1肋骨の間に圧迫原因があるもの．
　　⇒　**hyperabduction syndrome　過外転症候群**：上肢を外転すると肋鎖間隙が狭くなり，小胸筋の烏口突起付着部で腕神経叢，鎖骨および腋窩動静脈が圧迫される．

⇒　**scalenus anticus syndrome　前斜角筋症候群**：前斜角筋の異常，三角部の異常索状物や，破格の小斜角筋などによるもの.

thoracic spondylotic myelopathy　　胸椎症性脊髄症

胸椎部における変形性脊椎症，すなわち前方から椎間板と椎体縁の骨棘の突出，後弯変形，後方から椎間関節肥厚，骨棘形成，黄色靱帯肥厚などが重複して脊髄を前後から圧迫し，脊髄症を発生したもの. 胸腰椎移行部に多い. 頚椎や腰椎に比べて胸椎症単独での脊髄症発症ははるかに少ない. 後縦靱帯骨化症や黄色靱帯骨化症との合併がまれでない.

traumatic cervical syndrome　　外傷性頚部症候群

頚部の外傷後に頚部痛をはじめとしたさまざまな症状が残存した状態をさし，頚椎〔部〕捻挫，むち打ち関連障害（whiplash-associated disorders）〖WAD〗などとも呼ばれるが，英文では WAD として用いられる頻度が高い. 頚部痛のほかに，めまい，頭痛，自律神経症状など多彩な訴えがある. 重症度の大まかな評価には Quebec task force（0–Ⅳ）による分類が用いられる.

（Spitzer W, et al: Spine **20**: S1–73, 1995）

⇒　**acceleration injury**
⇒　**cervical sprain　頚椎〔部〕捻挫**
⇒　**cervical strain**
⇒　**hyperextension injury　〔頚椎〕過伸展損傷**
⇒　**whiplash-associated disorders〖WAD〗　むち打ち関連障害**
⇒　**whiplash injury**

tuberculous spondylitis　　結核性脊椎炎

脊椎の結核菌感染症で，主に椎体が侵される. 化膿性脊椎炎と異なり新生骨が形成されず，破壊性変化が進行しやすい. 脊柱変形により脊髄が圧迫されると，対麻痺（Pott 麻痺）が出現する. 結核菌による膿はいわゆる冷膿瘍となり，流注膿瘍を形成する.

☞　**abscess　膿瘍**
＝　**spinal caries　脊椎カリエス**

　　⇒　**rim enhancement**：造影 MRI，CT において病巣の辺縁のみが造影される所見. 脊椎感染症の中では結核性脊椎炎に特異的とされる.

▎vertebrobasilar insufficiency　　椎骨脳底動脈不全〔症〕

　頸椎の横突孔付近で，骨棘や線維性組織によって椎骨動脈が圧迫され，めまい，耳鳴，意識消失発作などの脳幹や小脳の虚血性症状を呈する症候群. 頸椎の一定方向への運動によって惹起され，症状が急激かつ一過性に出現する. 椎骨動脈造影の機能撮影が診断に必要である.

VII. 治　療

■ anterior cervical corpectomy and fusion〔ACCF〕

　　頚椎前方から椎体亜全摘を行い脊髄や神経根周囲を除圧したのち，椎体再建を行い安定化させる術式．椎体再建には腸骨や腓骨のようなブロック状自家骨のほか，金属製メッシュケージや金属製スクリュープレートなどが用いられる．

■ anterior cervical discectomy〈diskectomy〉and fusion〔ACDF〕

　　頚椎前方から椎間板腔にアプローチし，椎間板ヘルニアや骨棘を取り除いて脊髄や神経根周囲を除圧したのち，椎体間固定を行い安定化させる術式．固定には自家骨の他，椎体間ケージやアンカー付き椎体間ケージ，金属製スクリュープレートなどが用いられる．

■ anterior column realignment〔ACR〕

　　脊柱変形，とくに後弯症の矯正のために，前縦靱帯を切離して，ケージを設置して後弯矯正をする手術．

■ anterior lumbar interbody fusion〔ALIF〕　　前方経路腰椎椎体間固定〔術〕

　　前方経路（腹膜外進入法，経腹膜進入法）により腰椎前面に達したのち，椎間固定を行う手術．椎間板を切除し，さらに軟骨終板を削除して骨移植を行う．

　　　　　　　　(Ito H, et al: J Bone Joint Surg **16**, 499–515, 1934)
　　　　　　　　(Capener N: Br J Surg **19**: 374–386, 1932)
　　　　　　　　(Burns BH: Lancet **22**: 1233, 1933)

■ anterior spinal fusion〔ASF〕　　脊椎前方固定〔術〕

　　前方進入で脊椎椎体の前面に達し，脊椎固定を行う手術．椎間板を切除して椎間に骨移植する Cloward 法，Smith-Robinson 法，椎体亜全摘後に支柱骨を移植する方法，椎体腫瘍摘出後に人工椎体を用いる方法などがあ

る.

▌anticonvulsant　　抗けいれん薬

　Na チャネルブロッカーであるカルバマゼピン, Ca チャネルの $\alpha_2\delta$ サブユニットに対するリガンドとして働くプレガバリン・ミロガバリン・ガバペンチン, 神経シナプスで GABA の作用を増強し, 痛み信号伝達の抑制系を賦活する GABA 系賦活作用を有するバルプロ酸ナトリウム, クロナゼパムなどをさす.

▌antidepressant　　抗うつ薬

　脳内の神経伝達物質であるノルアドレナリンおよびセロトニンを増加させることにより, 下行性疼痛抑制系を賦活することで鎮痛作用を発揮する. 神経障害性疼痛をはじめとする慢性疼痛には三環系抗うつ薬とセロトニンノルアドレナリン再取り込み阻害薬 (serotonin noradrenalin reuptake inhibitor: SNRI) の有効性が証明されている. SNRI であるデュロキセチンは糖尿病性末梢神経障害, 線維筋痛症, 慢性腰痛症, 変形性関節症に伴う疼痛に適応がある.

▌atlantoaxial fusion　　環軸関節固定〔術〕, 環軸椎固定〔術〕

　環軸関節の不安定症や脱臼で, 同部の脊椎固定を前方あるいは後方から行う手術. 後方固定として, Gallie 法, McGraw 法, Brooks 法, Magerl 法, 環椎外側塊スクリュー法が用いられることが多い.

　　（Gallie WE: Am J Surg **46**: 495, 1939）

　　（McGraw RW, et al: J Bone Joint Surg Br **55**: 482, 1973）

　　（Brooks AL, et al: J Bone Joint Surg Am **60**: 279, 1978）

　　（Magerl F, et al: Cervical Spine, Kehr P, et al eds, Springer Verlag, p322–327, 1987）

　⇒　環椎外側塊スクリュー
　　　⇒　**Goel–Harms 法**
　　　⇒　**Tan 法**

◼ biofeedback　　バイオフィードバック

　直接知ることがむずかしい自己の生体内の生理的状態（bio）を，工学的に光や音に置き換えて知らされる（feedback）方法，あるいは装置．これで自己の種々の反応をある程度随意的にコントロールすることを習得する．

　　⇒　**electromyographic biofeedback〔EMGBF〕　筋電図バイオフィードバック**：筋電図をバイオフィードバックの指標として用いるもの．末梢神経麻痺において筋力増強訓練や筋弛緩訓練などに用いる．

◼ biportal endoscopic spine surgery〔BESS〕

　5〜7 mm 程度の小さなワーキングポータルとカメラポータルをそれぞれ作成して手術を行う脊椎内視鏡手術．Unilateral biportal endoscopopy〔UBE〕とも称される．

◼ Böhler reduction　　Böhler 整復法，Böhler 法

　ベーラー整復法．胸・腰椎部における椎体圧迫骨折に対する整復法の1つ．脊柱を反張位とし，椎体の前方を開大し，整復を図る．腹臥位で上肢，下肢を台で支える方法，仰臥位で反張位で臥床する方法や吊り上げる方法などがある．

　　⇒　**Böhler Gips【G】　Böhler ギプス**

◼ bone morphogenetic protein　　骨形成蛋白

　Bone morphogenetic protein〔BMP〕は，強力な骨誘導活性による骨形成・骨癒合促進作用を目的として，欧米で臨床使用されている．ただし，BMP に由来する炎症反応や浮腫，異所性骨化などの合併症が報告されており，本邦での使用は現在認められていない．

◼ botulinum toxin therapy　　ボツリヌス療法

　ボツリヌス菌が作り出す天然の蛋白質（ボツリヌストキシン）は，筋肉を緊張させている神経の働きを抑える作用があり，そのトキシンを筋肉内に注射すると筋肉の緊張をやわらげることができる．ボツリヌス菌そのものを注射するわけではないので，ボツリヌス菌に感染する危険性はなく，

痙性斜頸，脊髄損傷や小児麻痺による痙縮などに有効である．

▌cement augmented screw　　セメント注入型スクリュー

骨粗鬆症や脊椎腫瘍においてスクリュー周囲に骨セメントを補填して弛みを予防し，固定性を高めたスクリューである．Fenestrated screw はスクリューが中空であり横穴からスクリュー挿入後に骨セメントを充填できる．

▌chemonucleolysis　　化学的髄核融解術

椎間板穿刺用の注射針で椎間板を穿刺後，融解酵素薬を注入して，髄核を融解させる方法．椎間板内圧を減少させ，椎間板ヘルニアの神経根圧迫を減じることで，症状を寛解させる．
　　　（Chiba K, et al: Spine **43**: E869-E876, 2018）

=　**chymopapain nucleolysis　キモパパイン髄核融解術**：蛋白質分解酵素を注入して椎間板内圧を減少させる椎間板内酵素注入療法であるが，アナフィラキシーや蛋白質分解による神経障害や腰痛などの副作用のため販売中止となった．

=　**condoliase nucleolysis　コンドリアーゼ髄核融解術**：髄核の主成分であるグリコサミノグリカンを特異的に分解して髄核を縮小することで神経圧迫の緩和が得られる椎間板内酵素注入療法．

▌c〔h〕ordotomy　　脊髄索切断〔術〕，コルドトミー

癌末期などで除痛のために，脊髄の前側索部に存在する脊髄視床路の痛覚線維を破壊して，痛覚伝導を遮断する方法．下肢の疼痛には上位胸髄部で，上肢の疼痛には上位頸髄部で，椎弓切除後に切断を行う．近年外科的方法に代わり，C1/2 で凝固電極を経皮的に刺入する方法（percutaneous cordotomy）が報告されており，合併症が少なく優れた方法といわれている．

▌costotransversectomy　　肋骨横突起切除〔術〕

傍脊柱皮切で進入し，傍脊柱筋を縦割後，横突起基部を切離する．次いで肋骨を切除し，椎体の側面から前方にかけて展開する手術．

■ decompression　　除圧〔術〕

圧迫を除去する手術. 脊椎に関しては, 硬膜管あるいは神経根の圧迫を除去する手術.

⇒　**anterior decompression　前方除圧〔術〕**：前方経路で椎間板, 椎体や後縦靱帯骨化巣などを切除して, 硬膜管や神経根の除圧を図る.

⇒　**posterior decompression　後方除圧〔術〕**：後方経路で椎弓, 椎間関節, 黄色靱帯（骨化巣を含む）あるいは椎間板などを切除して硬膜管や神経根の除圧を図る.

☞　**laminectomy**

☞　**laminotomy**

☞　**〔expansive〕laminoplasty**

■ discectomy〈diskectomy〉　　椎間板摘出〔術〕

脱出椎間板を摘出する手術. 椎間板を全体的に, または一部を摘出する手技をも表す.

　　（Mixter WJ, et al: N Engl J Med **211**: 210-215, 1934）
　　（Love JG: Proc R Soc Med **32**: 1697-1721, 1939）

＝　**herniotomy　ヘルニア摘出術**

＝　**nucleotomy　髄核摘出術**

⇒　**Love method　Love 法**：ラブ法. 腰椎椎間板ヘルニアに対する手術. 黄色靱帯を切除することでヘルニアを摘出できる. 合併症も少なく, 手術手技も比較的簡便である. これに椎弓・椎間関節部分切除を加えたものを Love 変法という.

　　　　（Love JG: JAMA **113**: 2029-2035, 1939）

⇒　**microscopic discectomy〈diskectomy〉〚MD〛　顕微鏡下椎間板切除〔術〕**：顕微鏡下に脱出椎間板を切除する方法.

⇒　**microendoscopic discectomy〈diskectomy〉〚MED〛　内視鏡下椎間板切除〔術〕**：内視鏡下に脱出椎間板を切除する方法.

⇒　**percutaneous endoscopic discectomy〈diskectomy〉〚PED〛経皮的内視鏡下椎間板切除〔術〕**：近年は椎間板ヘルニア以外の疾患にも適応が拡大され, full-endoscopic spine surgery（FESS）と呼称されている.

⇒　**percutaneous endoscopic lumbar discectomy 〈diskectomy〉
〔PELD〕**　経皮的内視鏡下腰椎椎間板切除〔術〕
☞　**video-assisted surgery 〔VAS〕**　ビデオ補助下手術

▋**durotomy**　硬膜切開，硬膜損傷

　脊髄腫瘍に対する手術などで行う硬膜切開は，durotomy と表現される．
一方で，術中に合併症として起こる硬膜損傷は unintented durotomy や
incidental durotomy と表現される．硬膜外麻酔などで起こる硬膜損傷は
dural puncture と表現される．

▋**〔expansive〕 laminoplasty**　椎弓形成〔術〕

　一般的には，椎弓を後方に挙上させて，脊柱管を拡大する術式をさす．
頚椎症性脊髄症，頚椎後縦靱帯骨化症などによく用いられ，椎弓切除と異
なり，脊柱の後方支持要素を温存して，脊髄や神経根の除圧が可能である．
わが国で独自に開発された術式．拡大の方法としては，Z 形成術，正中観
音開き式，片開き式，棘突起縦割式などがある．脊髄腫瘍摘出術などで切
除椎弓を還納する場合に用いられることもある．
　⇒　**spinal canal enlargement**　脊柱管拡大術

▋**extrapleural approach**　胸膜外進入〔法/路〕

　胸椎椎体への胸膜外進入法．側臥位で，肋骨に沿う皮切で進入し，肋骨
の切除後，壁側胸膜を剥離して胸椎椎体の側・前面に達する．

▋**facet 〔joint〕 injection 〈block〉**　椎間関節〔腔内〕注射〈ブロック〉

椎間関節内に局所麻酔薬を注入し，疼痛消失の有無により椎間関節由来
の疼痛かを鑑別する手技．
　　（Mooney V, et al: Clin Orthop Relat Res **115**: 149–156, 1976）
　　（Helbig T, et al: Spine **13**: 61–64, 1988）
　⇒　**脊髄神経後枝内側枝ブロック**　椎間関節へ分布する後枝内側枝への
　　ブロック．薬物以外に高周波熱凝固法でブロックを行う手技もある．
　⇒　**腹部交感神経節ブロック**　腹部交感神経節へのブロック．血管拡張
　　の効果で下肢痛の低減を図る．

☞　**nerve block**　神経ブロック

▌**facet rhizotomy**　　脊髄神経後枝内側枝高周波熱凝固法

　　椎間神経ブロックに準じて，脊髄神経後枝内側枝を直接高周波で熱凝固することにより，椎間関節由来の痛みをとる.

▌**facetectomy**　　椎間関節切除〔術〕

　　椎間関節の一部または全部を切除する手術.

▌**foramen magnum decompression**　　大後頭孔除圧〔術〕

　　脊髄空洞症や Chiari 奇形に際して，除圧と脳脊髄液循環障害改善のため，後方から大後頭孔を拡大する手術.

▌**foraminotomy**　　椎間孔拡大〔術〕

　　椎間孔に接する椎弓および椎間関節の一部を切除し，椎間孔を拡大して，神経根の圧迫を除去する手術.

▌**functional training**　　機能訓練

　　機能障害を改善するための訓練. 生活機能訓練から ADL 訓練を意味することが多い.

▌**Gill operation**

　　腰椎分離〔すべり〕症で，分離椎弓を摘出する術式. 分離椎弓の動揺性が神経根または腰神経後枝を刺激して症状を発するとの考えに基づく. 固定術を併用しない.

　　　(Gill GG, et al: J Bone Joint Surg **37**: 493-520, 1955)

▌**growth friendly surgery**　　成長温存手術

　　広範囲の脊椎固定を回避すべき幼小児期に脊柱の変形は矯正しつつも骨成長を温存する手術. 代表的な手術として，growing rod 法，肋骨を利用した胸郭変形矯正手術である vertical expandable prosthetic titanium rib (VEPTER) 法，頂椎部のみ固定する成長ガイド法である Silla 法，側弯

凸側の椎体にスクリューとバンドを連結し凸側の成長を阻害する tethering 手術などがある.

   ⇒ **growing rod　グローイングロッド法**：側弯の頭尾側のみスクリューあるいはフックで限局的に固定して，脊椎の成長軟骨のダメージを防ぐために皮下あるいは筋膜下に設置した1つあるいは2つのロッドを伸長することよって側弯を矯正する方法である．海外ではチタンロッドにスライド式の作動装置を内蔵し，体外から磁力を用いて伸長させる magnetically controlled growing rod が臨床応用されている.

   ⇒ **vertical expandable prosthetic titanium rib〔VEPTR〕**

▌halo brace　ハロー装具

halo-ring を硬性体幹装具に，4本の支柱で連絡した装具．頚椎・頚胸椎の変形矯正や固定術に用いる．装具がチョッキ型であることから，halo-vest orthosis ともいわれる.

  = **halo-vest orthosis**
  = **halo-jacket orthosis**

▌heavy ion radiotherapy　重粒子線治療

重粒子線（炭素イオン線など）は，狙った標的だけに高い線量を集中して照射できるので，悪性腫瘍患者の中でも全身的な転移がみられず，化学療法や通常の放射線療法の効果が低い手術不能例（脊索腫や軟骨肉腫など）に対して有効である.

▌hip spica brace　ヒップスパイカ装具

体幹ギプスを片側大腿まで延長した装具．パンタロン装具とも呼ばれることもある．本来，股関節固定術後に用いるギプスであるが，骨粗鬆症を有する長範囲の脊椎固定術後に腰仙椎部の安定化のために用いられる.

■**hip spica cast　　ヒップスパイカギプス**

　体幹ギプスを片側大腿まで延長したギプス．本来，股関節固定術後に用いるギプスであるが，骨粗鬆症を有する長範囲の脊椎固定術後に腰仙椎部の安定化のために用いられる．

■**hyperbaric oxygen therapy　　高圧酸素療法**

　大気圧よりも高い気圧環境の中に患者を収容し，高濃度の酸素を吸入させることによって病態の改善を図る治療であり，嫌気性感染症や脊髄損傷・脊髄梗塞などの急性脊髄障害の患者に利用されている．

■**iliac screw　　腸骨スクリュー**

　腸骨後方から髄腔内に挿入するスクリューで骨盤アンカー設置方法の一つである．太くて長いスクリューの設置が可能であり，強固な固定が必要な脊柱変形や骨盤外傷のインストゥルメンテーション手術で用いられる．

■**intraspinal canal treatment〔ISCT〕　　脊柱管内治療**

　脊柱管内に直接アプローチし，硬膜管や神経根周囲の病巣に対して治療を行う最小侵襲脊椎治療の一つである．この中には，Ｘ線透視を用いて仙骨裂孔から経皮的に細経のカテーテルを挿入し，上行させたカテーテルによる機械的な剥離，または生理食塩水や薬液などによる液性剥離によって神経周囲の剥離を行う硬膜外腔癒着剥離術がある．

■**intrathecal baclofen therapy　　髄腔内バクロフェン療法**

　体内植込み型ポンプシステムにて，バクロフェンを脊髄へ直接的に作用させることによって痙縮をやわらげる治療法である．

■**isokinetic contraction　　等運動性収縮**

　サイベックスマシーンなどでみられる筋肉の収縮速度を一定（等速性）にしての筋収縮．等運動性訓練や筋力測定に用いる．

　⇒　**isokinetic exercise〈training〉　等運動性訓練**

█ isometric contraction　　等尺性収縮

　筋肉の長さの変化や，関節運動を伴わない筋収縮.

　⇒　**isometric exercise 〈training〉　等尺性訓練**

　⇒　**static exercise 〈training〉　静的運動**

　⇒　**muscle setting 〈training〉　筋固定位訓練**

█ isotonic contraction　　等張性収縮

　負荷が一定に保たれたまま行われる筋収縮.

　⇒　**isotonic exercise 〈training〉　等張性訓練**：錘を活用した筋肉ト
　　レーニングは等張性関節運動であり，関節を屈曲すると等張性求心
　　性運動（isotonic concentric exercise）に，続いて伸展すると等張
　　性遠心性運動（isotonic eccentric exercise）となる.

　↔　**isometric contraction　等尺性収縮**

█ kyphoplasty　　後弯矯正術

　椎体形成術に準じて経皮的に椎体内にアプローチし，椎体内で balloon
を膨らませるなどして，圧潰した椎体の後弯変形を整復し，骨セメントを
注入して椎体高の回復を図る.

　⇒　**vertebroplasty〔VP〕　椎体形成術**

　⇒　**balloon kyphoplasty〔BKP〕**：骨粗鬆症性脊椎圧迫骨折の治療法
　　の1つ. Balloon で後弯位を整復し，その後セメントを注入する.

█ laminectomy　　椎弓切除〔術〕

　脊椎の後方要素である椎弓や，棘突起などを切除する手術.

　⇒　**hemilaminectomy　片側椎弓切除〔術〕**：椎弓の片側のみを切除す
　　る方法. 棘突起は温存する.

　⇒　**wide laminectomy　広範椎弓切除〔術〕**：椎間関節の一部も含め
　　て，幅広く行う椎弓切除術.

█ laminotomy　　部分的椎弓切除〔術〕

　椎弓の一部を切除する方法.

　⇒　**fenestration　開窓術**：主に腰部脊柱管狭窄症の手術に用いられ

る. 黄色靱帯付着範囲を椎弓切除により卵円形になるように開窓
し, 馬尾と神経根の除圧を行う手術. また脊柱管外側陥凹部に狭窄
がある場合は, 尾側の上関節突起の一部も切除する. 腰部椎間板ヘ
ルニアに対するヘルニア摘出時にも, 必要に応じて fenestration が
行われる.

☞　**Love method　Love 法**

lateral lumbar interbody fusion 〔LIF, LLIF〕　側方経路腰椎椎体間固定〔術〕

側方皮切から後腹膜を展開し椎体間固定を行う手術. 通常はボックス型
の椎体間ケージか椎体置換用ケージを椎体間に設置する. 小皮切で行われ
るため, 最小侵襲脊椎固定術に分類される.

（Mayer HM: Spine **22**: 691-699, 1997）

⇒　**extreme lateral interbody fusion 〔XLIF〕**

⇒　**oblique lateral interbody fusion 〔OLIF〕**

⇒　**direct lateral interbody fusion 〔DLIF〕**

lower back exercises　腰痛体操

腰痛の治療や予防のために行う一連の治療体操. 脊柱に関係する筋, 靱
帯の軟部組織のストレッチングと背筋, 腹筋の強化運動からなり, ①腰部
の前弯減少による姿勢の改善, ②腹筋, 背筋, 殿筋の筋強化, ③脊柱の可
動域改善を図る. Williams や Cailliet の体操が有名である.

⇒　**Böhler exercise　Böhler 体操**：ベーラー体操. 体幹ギプス固定
中に体幹筋の萎縮を予防するための筋力強化方法. 起立位で上肢の
垂直・前方・側方挙上, 膝・股関節の屈伸, 挙上を行い, 腹臥位で
は上体を起こし, 股関節伸展, 背臥位で膝伸展位の下肢挙上, 歩行
訓練を行う.

⇒　**McKenzie approach　McKenzie 法**：マッケンジー法. 腰痛の治
療体操で主に伸展体操（extension exercise）を中心とした運動療
法. 椎間板ヘルニアでは, 腰椎前弯の回復により髄核の偏位を正す
ことで腰下肢痛を改善することがその理論とされている. 下肢痛が
改善した後には屈曲運動も行われる.

⇒ **Williams exercise　Williams 体操**：ウィリアムズ体操．腰痛に
対する代表的な治療体操であり，屈曲体操 flexion exercise の 1 つ．
腹筋，大殿筋の強化，腰椎の過度の前弯および骨盤前傾の矯正を主
とする．

(Williams PC: Clin Orthop **5**: 28-40, 1965)
(Cailliet R: Mod Treat **5**: 1022-1035, 1968)

▌lower back school　　腰痛学級，腰痛学校

慢性腰痛の患者に対して，腰痛の自己管理を目的とした治療教室の 1
つ．腰椎の解剖・機能，腰・下肢痛発生メカニズムを理解し，個々が日常
生活上・職業上の適切な動作を実践できるように心理的サポートのもとに
指導・教育を受ける．

▌mandible and tongue-splitting approach　　経下顎舌縦割進入〔法〕

上位頚椎，とくに環軸椎部への前方進入法．下顎骨と舌を縦割して椎体
前面に達する．脊椎腫瘍などで広範囲操作が必要な症例に用いられる．

▌microendoscopic laminectomy〔MEL〕　　内視鏡下椎弓切除術

腰部脊柱管狭窄症に行われる内視鏡手術．内視鏡下椎間板切除に準じた
内視鏡を使用し，硬膜管や神経根周囲の圧排要素となる骨や靱帯成分など
を切除して脊柱管を広げる．

▌minimally invasive surgery〔MIS〕　　最小侵襲手術

同じ目的を達成するために行われる open surgery よりも低侵襲で行わ
れる手術の総称．内視鏡等を用いた除圧，脊椎不安定性によるインバラン
スの病態に対しての固定術や制動術に応用されている．

⇒ **minimally invasive spine stabilization〔MISt〕　最小侵襲脊椎安
定術**
⇒ **minimally invasive spinal treatment〔MIST〕　最小侵襲脊椎治
療**：最小侵襲脊椎手術 (minimally invasive spine surgery：MISS)
のみならず従来手術の低侵襲化，保存療法，予防医療などを加えた
グローバルな低侵襲脊椎治療の概念である．同時に，治療に関わる

　医療従事者，医療経済，企業等に対する負担の最小限化を含む.

mirogabalin　　ミロガバリン

　神経障害性疼痛の治療に使用される薬物で，ガバペンチン類似の作用を持つ.　主に中枢神経系でカルシウムチャネルを調節し，抑制的な効果を発揮することが特徴.

motion preservation technology

　脊柱の椎間可動性を温存しつつ，椎間不安定性をコントロールしようとする方法.　人工椎間板や Graf 制動術などがあげられる.

muscle strengthening exercises　　筋力強化運動

　筋力強化を目的とした訓練.　自動介助運動，自動運動，抵抗運動と進める.　瞬発力増強と持続力の増強がある.

myelotomy　　ミエロトミー，脊髄切開〔術〕

　脊髄に切開を加える手術.　痙性麻痺に対する治療のため側索に縦切開を加える Bischof myelotomy，脊髄髄内腫瘍の摘出を目的とした正中脊髄切開，脊髄空洞症に対するドレナージを目的とした後根入口部切開などがある.

navigation surgery　　ナビゲーション手術

　目的とする脊椎の立体像を再構成してモニター上に描出し，手術中に展開された脊椎をこの3次元イメージに重ねることにより，正確な脊椎インストゥルメンテーション，生検などを可能にする.　現在，術前 CT を用いた CT ベース，X 線透視装置を用いたフルオロベース，術中 CT を用いた術中 CT ベースのものがある.

▌nerve block　神経ブロック

　疼痛性疾患に対し，脊髄神経や交感神経周囲へ局所麻酔薬注入により，神経伝達の遮断を行う．一時的な伝達麻酔の効果のみならず，局所の状態の悪循環を断ち，改善へ向かわせることを目指す．ときにステロイドが併用される．本来は神経への効果をみる手技であるが，組織内注射でも椎間板ブロックや椎間関節ブロックなどブロックとして呼ばれることがある．

⇒　**caudal block　仙骨〔硬膜外〕ブロック**：仙骨裂孔から仙骨管内に針を刺入し，局所麻酔薬を注入する．

⇒　**epidural block　硬膜外ブロック**：脊柱硬膜外腔に局所麻酔を注入することにより，神経根および洞脊椎神経をブロックする方法．頚椎部から仙椎部まで，いずれの部位でも行うことができる．1回法と持続注入法とがある．

⇒　**nerve root block　神経根ブロック**：脊髄神経根を椎間孔出口近傍で選択的にブロックする．根性神経痛の責任高位診断と，疼痛状態の消失の治療効果の2つの要素がある．

⇒　**scalenus block　斜角筋ブロック**：いわゆる斜角筋症候群例で，前斜角筋痙縮の認めるものに対して肋骨付着部に局所麻酔薬を注射する．

⇒　**stellate〔ganglion〕block　星状神経節ブロック**：頚部前方で胸鎖乳突筋，頚動静脈を外方によけて第7頚椎横突起基部に向けて針を刺入し，局所麻酔薬を注入する．ブロック後，Horner 徴候がみられる．

⇒　**motor point block　運動点ブロック**：支配神経が筋に入るところで，もっとも弱い電流で筋収縮を起こす部位（運動点）を探し，フェノール溶液を電気刺激による筋収縮がみられなくなるまで注入すること．筋痙縮の抑制を行う簡便な治療法で，効果は溶液の濃度や量により異なり，数週から数か月間である．

▌occipito〔-〕cervical fusion〈arthrodesis〉〖OCF〗　後頭頚椎固定〔術〕

　後頭〔骨〕頚椎結合部（occipitocervical junction）に発生した不安定性（occipitocervical instability）に対して，後頭骨から頚椎の間に骨癒合を

獲得する手術法である．後方からの術式で，当初は移植骨を後頭骨・頚椎間に上のせ移植（onlay graft）し，骨癒合までの期間を外固定に頼っていたが，最近では種々の内固定器具が開発され，偽関節や不良肢位固定などによる術後合併症の頻度は減少傾向にある．

　　（Newman P, et al: J Bone Joint Surg Br **51**: 423-431, 1969)

■ occupational therapy 〔OT〕　作業療法

　社会生活に必要な動作や目標とする機能を作業（物を作る手作業だけではなく，ゲーム，スポーツ，レクリエーションを含む）を通して獲得したり，障害を軽減するために行う．種類として，①機能的作業療法，②日常生活動作と生活関連動作訓練，③職業前作業療法，④心理的作業療法，⑤認知行為に対する作業療法がある．

　　⇒　**occupational therapist** 〔OT〕　作業療法士

■ opioid　オピオイド

　医療用麻薬とその類似薬をさす．オピオイド受容体に結合して鎮痛効果を示す．心因性以外の疼痛に効果がある．嘔吐や便秘の副作用のほか，依存や耐性に注意を要する．

■ orthosis

　　⇒　**cervical orthosis：cervical collar　頚椎カラー**：頚椎固定用の既製軟性装具の中で，もっとも簡単なもの．スポンジ，プラスチック，ポリエチレンなどで製作されたものを頚部に巻き付け，マジックベルトで留める．頚椎の運動に対する厳密な制動や固定効果はほとんど期待できないが，局所の安静と頚部筋の痙縮防止を目的として用いられる．

　　⇒　**cervical orthosis：four-poster orthosis　四本支柱型装具**：頚椎固定用の既製硬性装具．顎–後頭–肩–前胸–背部の各部位を，前2本，後2本，計4本の金属支柱とベルトで連結して固定する．各支柱にターンバックルが備わっていて，高さの調整が可能である．

　　⇒　**cervical orthosis：Minerva jacket　ミネルバ装具**：体幹にギプスコルセットを巻いて固定し，これを上方に伸ばして，顔面，下顎

部，後頭部を固定，保持する．頚椎や上位胸椎の骨折に用いられたが，現在はほとんど用いられない．

⇒ **cervical orthosis**：**molded cervical orthosis　モールド型頚椎装具**：頚椎固定用の型採り硬性装具．材質は革，人工皮革またはプラスチック．頚椎装具の中で比較的強い固定性，支持性を有する．

　　＝　**molded Thomas collar**

⇒ **cervical orthosis**：**Philadelphia collar　フィラデルフィア・カラー**：頚椎固定用の既製軟性装具．材質は主に柔らかなスポンジ様合成樹脂で，顎–前胸部を支持する前部と後頭–肩・背中の後部の2つの部分からなり，両者をマジックテープで留める．前後に2本の強化支柱を付けることも可能である．前後左右屈回旋を抑制できる一方，材質の柔軟性から多少の動きが許容される．

⇒ **cervical orthosis**：**SOMI orthosis　ソーミー装具**：sternal occiput mandibular immobilization の頭文字をとった頚椎固定用の既製硬性装具．肩から前胸部にかけて硬めのプラスチック板を置き，そこから顎パッド1本，後頭パッド2本の金属支柱を出す．背中はベルトで前胸部と連結する．高さの調整は前胸部で行い，臥位で装着できる．

⇒ **Milwaukee orthosis〈brace〉　ミルウォーキー型側弯症装具**：側弯症の治療装具で，頚胸腰仙椎装具（cervico-thoraco-lumbo-sacral orthosis）〘CTLSO〙である．骨盤部硬性コルセットとネックリングを金属支柱でつなぎ，側弯カーブの凸側に側方圧迫用パッドが付く．脊柱に垂直牽引力と水平矯正力が自・他動的に加わり，側弯の矯正が行われる仕組みになっている．

　　　（Blount WP, et al: J Bone Joint Surg Am **40**: 511, 1958）

⇒ **TLSO**：**Jewett type orthosis　Jewett 型装具**：ジュエット型装具．前方の恥骨結合部を含む下腹部と胸骨のパッドを体幹側面へフレームで結び，その中央部に後方パッドをバンドで固定する．3点応力システムで，胸椎下部もしくは胸腰椎部の後弯変形を矯正する体幹装具である．

⇒ **TLSO**：**Knight-Taylor orthosis〈brace〉　Knight-Taylor 装具**：ナイト・テイラー装具．胸腰椎部装具に属するもので，Knight brace と Taylor brace の特徴を有している．メタルフレーム入りの骨盤帯と胸部帯が，2本のメタルフレーム入りの後方支柱と2本の側方支柱で連結され，これに肩バンドと腹部エプロンが付いている．体幹の屈曲，伸展，側屈を制限する簡単な装具である．

⇒ **TLSO：Taylor brace　Taylor 装具**：テイラー装具．体幹後方の2本の支柱が骨盤帯に付いており，この支柱には，さらに肩甲帯間部と両腋窩部への連絡板がある．前方には腹部パッドが付いている．胸腰椎部の屈曲を制限するための伸展位体幹装具である．

⇒ **TLSO：underarm orthosis〈brace〉　アンダーアーム装具**：腋窩レベル以下の胸腰仙椎装具『TLSO』で，側弯症の治療に用いる．カーブの頂椎が T8 以下にあるものに効果的である．ネックリングのある Milwaukee orthosis に対比して名付けられた装具で，構造と材料の特徴によりさまざまな種類がある．

⇒ **Boston brace**

⇒ **OMC brace**

⇒ **Wilmington brace**

⇒ **LSO：lumbosacral corset　腰仙椎コルセット，軟性腰仙椎装具**：骨盤部から胸腰椎移行部付近までの高さの軟性コルセット．布製であるが，前方，側方，後方には細いメタルフレームが縫い込まれていて，支持性が補強されている．もっとも広く用いられている腰椎コルセットである．

⇒ **Damenkorset【G】　ダーメンコルセット**

⇒ **LSO：Williams orthosis　Williams 型装具**：ウィリアムズ型装具．胸椎バンドと骨盤帯，斜走する2本の外側支柱と側方支柱，および布製腹部前当てからなり，主に腰椎の前弯を矯正させる動的装具である．

█ **pediculectomy　椎弓根切除〔術〕**

椎体と椎弓の接続部分である椎弓根を，一部または全部切除する手術．

■ penetrating endplate screw〚PES〛　終板貫通スクリュー

　スクリューを椎弓根を経由して上位の終板を貫通する刺入法. 椎骨の形態や目的に応じて, 同一椎体の上位終板のみ貫通する場合と, 椎間板を経由して上位隣接椎体の下位終板まで貫通する場合がある（Matsukawa K, et al: J Neurosurg Spine **21**: 203-209, 2014）. 隣接椎体に達する方法は, transvertebral screw（Abdu WA, et al: Spine **19**: 710-715, 1994）や, transdiscal screw（Minamide A et al: J Spinal Disord Tech **16**: 144-149, 2003）, single or double endplates penetrating screw（SEPS/DEPS）（Takeuchi T, et al: Spine Surg Relat Res **4**: 261-268, 2020）とも呼ぶ.

■ percutaneous discectomy〈diskectomy〉　経皮的椎間板切除〔術〕

　土方の考案による方法で, 局所麻酔下に経皮的に太い針で椎間板を穿刺し, この針を通してパンチで椎間板を切除する.
　　　（土方貞久ほか：東京電力医報 **5**: 39-44, 1975）
　＝　**percutaneous nucleotomy〚PN〛　経皮的髄核〈椎間板〉切除〔術〕**
　⇒　**percutaneous laser disc〈disk〉decompression〚PLDD〛　経皮的レーザー椎間板減圧法**：局所麻酔下に針を刺入し, レーザー照射により髄核を蒸散させ, 椎間板内圧を下げると同時に, 熱作用によりコラーゲンを収縮させ神経への圧迫を軽減させる.

■ physical therapy, physiotherapy〚PT〛　理学療法

　リハビリテーション医学の重要な技術の1つ. 機能訓練や回復訓練といわれる運動療法や日常生活動作訓練を中心に行い, 温熱療法, 電気療法, 光線療法などの物理療法を補助的に用いる.
　⇒　**physical therapist, physiotherapist〚PT〛　理学療法士**

■ physiotherapy　物理療法

　温熱療法（thermotherapy）, 光線療法（actinotherapy）, 電気療法（electrotherapy）, 水治療（hydrotherapy）, マッサージなどの物理的因子を外部から人体に応用した治療法. リハビリテーション医学においては運動療法の補助的手段として理学療法の一部をなしている.
　⇒　**thermotherapy　温熱療法**

⇒　**cold therapy, cryotherapy**　寒冷療法

⇒　**electrotherapy**　電気療法

⇒　**microwave therapy**　極超短波療法

⇒　**actinotherapy, phototherapy**　光線療法

▌**posterior lumbar fusion**　　腰椎後方固定〔術〕

　椎弓および棘突起間を固定する手術法．棘突起間を固定する古典的な Albee 法をはじめとする種々の術式がある．本法は力学的に不利であるとして，否定的な考えが少なくない．しかし，術式が容易であり，十分な量の移植骨を移植すれば，良好な成績が得られる．

　　☞　**spinal fusion**　脊椎固定〔術〕

▌**posterior lumbar interbody fusion**〘PLIF〙　　後方経路腰椎椎体間固定〔術〕

　後方経路による腰椎椎体間固定術．椎間関節を切除または部分切除して神経根・硬膜を排し，椎間板摘出後，軟骨終板を削除して，椎間腔に移植骨を打ち込む．最近では移植骨を充填した各種ケージを挿入することで椎間高を維持する工夫がなされている．

　　☞　**spinal fusion**　脊椎固定〔術〕

　　⇒　**transforaminal lumbar interbody fusion**　〘TLIF〙：後方経路による腰椎椎体間固定術の一術式．PLIF とは異なり一側の椎間関節を全（部分）切除したのち，神経根の外側で椎間板を切除し，この部位から椎間板を摘出する．軟骨終板も削除した後，この部位から移植骨あるいは移植骨を充填したケージを挿入し固定する．

　　　　(Harms J, et al: Z Orthop Ihre Grenzgeb **120**: 343-347, 1982)

　　　　(Cloward RB: J Neurosurg **10**: 154-168, 1953)

▌**posterior spinal fusion**〘PSF〙　　脊椎後方固定〔術〕

　後方経路で複数の隣接する脊椎を固定する手術．骨皮質の decortication を行い，椎弓上や椎間関節に骨移植する．

▌posterolateral lumbar fusion〔PLF〕　　後側方腰椎固定〔術〕

　横突起間および椎間関節の外側を固定する手術法. 通常は椎間関節固定を併用する. 横突起は, 腰椎前後屈の運動軸に近接するため, 骨癒合率が高く, 椎弓切除とは無関係に移植母床が作製できる.

　☞　**spinal fusion**　脊椎固定〔術〕

▌retroperitoneal approach　　後腹膜腔アプローチ〈後腹膜腔進入〔法/路〕〉

　腹壁切開後, 腹膜を剥離して腰椎椎体に達する進入法. 一般に左斜切開が用いられるが, L5/S1 椎間板に到達するには, 正中切開が優れている.

　＝　**extraperitoneal approach**　腹膜外進入〔法/路〕
　⇒　**transperitoneal approach**　経腹膜進入〔法/路〕: 腹部正中切開で腹膜を開き, さらに後腹膜を切開して, 腰椎椎体に達する進入法. L5/S1 椎間板に到達するには最短距離であるが, 開腹するために侵襲が大きい.

▌robotic-assisted spine surgery　　ロボット支援脊椎手術

　ロボット支援手術は, 一般外科, 泌尿器科, 婦人科領域で発展してきた. 現在, 脊椎手術にも応用されつつあり, 脊椎外科領域では主に椎弓根スクリューの挿入に用いられている. 椎弓根スクリューの挿入精度は, 94.5～99％と報告されており, 安全性の向上と放射線被曝の低減化が期待されている.

　　　　(Lieberman IH, et al: JBJS Essent Surg Tech: **10**(2), 2020.e0020.)

▌romosozumab　　ヒト化抗スクレロスチンモノクローナル抗体製剤 (ロモソズマブ)

　骨粗鬆症治療のためのモノクローナル抗体で, スクレロスチンに結合し, この物質の働きを阻害することで骨芽細胞による骨基質産生を促進し, 骨前駆細胞を動員することで骨形成の促進作用をあらわす. 1 か月に 1 回皮下注射を行い原則 1 年間継続する.

S2 alar iliac screw

　腸骨スクリューに替わり近年普及してきた骨盤アンカーの1つ. S1とS2椎間孔の間から仙腸関節を貫き腸骨内に刺入するため強い固定力が得られる. 上位のスクリューの延長線上にスクリューヘッドが来ることでロッドとの締結が容易であり, ヘッドの皮下突出が避けられる.

　　　(Kebaish KM, et al: Spine **35**: 2245-2251, 2010)

scalenotomy　　斜角筋切離〔術〕

　前・中斜角筋による鎖骨下動静脈, 腕神経叢の圧迫が原因で発症する胸郭出口症候群に対して, 前・中斜角筋を切離する手術.

social worker〔SW〕　　ソーシャルワーカー

　社会福祉事業や医療社会事業などで活躍する専門家, ケースワーカー(個人に対する援助), グループワーカー(集団を通して援助), コミニュティーワーカー(地域への援助)などの総称.

　　⇒　**medical social worker〔MSW〕　医療ソーシャルワーカー**：保健医療の場で社会福祉の立場から, 患者や家族の抱える経済的・心理的・社会的問題の解決, 調整を援助し, 社会復帰の促進を図ったり, 在宅ケアを支援する職種.

speech〔-language-hearing〕therapy〔ST〕　　言語聴覚療法

　言語, 発語, 音声の障害の回復とコミュニケーション障害の改善のために評価と治療訓練を行う.

　　⇒　**speech〔-language-hearing〕therapist〔ST〕　言語聴覚士**

spinal cord stimulation　　脊髄硬膜外刺激療法

　硬膜外腔に刺激電極を挿入し, 電気回路と電池が内蔵された刺激装置から脊髄に微弱な電気を流すことによって痛みを緩和させる治療法である.

spinal drainage　　脊髄ドレナージ

　術後脳脊髄液漏・頭蓋内圧亢進の患者に対して, 腰椎部のくも膜下腔にカテーテルを挿入・留置し, 脳脊髄液を持続的に体外に出すことによって

脳脊髄液圧を下げ，病態の改善を図る治療である．

▌spinal fusion　　脊椎固定術

　複数の隣接脊椎を固定し，脊柱の不動性を獲得する手術．主に，脊椎の不安定性やアライメント異常を有する疾患が適応となる．移植骨は，局所骨，腸骨稜，腓骨，脛骨，肋骨などから採取するが，ときに同種骨や人工骨も用いられる．脊椎インストゥルメンテーションを併用することが多い．
　手術方法は，以下に大別される．
①ケージや移植骨を前方から椎体間に挿入する手技．
- ☞　**anterior spinal fusion**〔ASF〕　脊椎前方固定〔術〕
- ☞　**anterior lumbar interbody fusion**〔ALIF〕　前方経路腰椎椎体間固定〔術〕

②椎弓，椎間関節，棘突起，横突起に骨移植する手技．
- ☞　**posterior spinal fusion**〔PSF〕脊椎後方固定〔術〕
- ☞　**posterolateral lumbar fusion**〔PLF〕　後側方腰椎固定〔術〕

③ケージや移植骨を側方から椎体間に挿入する手技．
- ☞　**lateral lumbar interbody fusion**〔LIF, LLIF〕　側方経路腰椎椎体間固定〔術〕

④ケージや移植骨を後方から椎体間に挿入する手技．
- ☞　**posterior lumbar interbody fusion**〔PLIF〕　後方経路腰椎椎体間固定〔術〕

⑤ケージや移植骨を経椎間孔的に椎体間に挿入する手技．
- ☞　**transforaminal lumbar interbody fusion**〔TLIF〕　経椎間孔的腰椎椎体間固定〔術〕

⑥脊椎内視鏡を用いて，上関節突起椎間孔側・下位椎体頭側終板・上位 exiting nerve root で形成される Kambin triangle から椎間板に達するルートで，腰椎椎体間固定術を行う手技．

▌spinal instrumentation　　脊椎インストゥルメンテーション

　ワイヤー，テープ，スクリュー，プレート，フック，ロッド，メッシュなどで内固定し，脊椎固定を行う手術で，脊椎の変形，脱臼や骨折によく用いられる．側弯症の Harrington 手術はその端緒において代表的なもの

で，その後多くの方法が開発されている.

⇒ **pedicle screw　椎弓根スクリュー**：椎弓根にスクリューを挿入して，プレートあるいはロッドを連結固定し，脊椎インストゥルメンテーションと骨移植を行う手術. スクリューにより神経根障害をきたすことがあるので，注意が必要である.

> (Roy-Cammille R, et al: Clin Orthop **203**: 18-33, 1986)
> (Steffee AD, et al: Clin Orthop **203**: 45-53, 1986)

⇒ **cortical bone trajectory〚CBT〛**：椎弓根スクリューの新たな刺入法. 関節間部外側を刺入点として，頭側かつ外側に向けて椎弓根の骨皮質が多い部分に刺入する方法. 刺入トルクは解剖学的な pedicle screw より強いとされる.

> (Santoni BG, et al: Spine J **9**: 366-373, 2009)

⇒ **percutaneous pedicle screw〚PPS〛 経皮的椎弓根スクリュー**：経皮的に刺入する椎弓根スクリューである. 通常の椎弓根スクリューより低侵襲である.

> (Magerl F: Langenbecks Arch Chir **352**: 428-433, 1980)

⇒ **transarticular screw　椎間関節貫通スクリュー**：椎間関節を貫いて挿入し関節を固定するスクリュー.

= **translaminar facet screw　経椎弓椎間関節スクリュー**

> (King D: J Bone Joint Surg Am **30**: 560-565, 1948)
> (Magerl F, et al: Cervical Spine I, Kehr P, et al（eds）, Springer-Verlag, Berlin, p322-327, 1987)

⇒ **lateral mass screw　外側塊スクリュー**：環椎外側塊・頚椎外側塊に挿入するスクリュー.

> (Harms J, et al: Spine **15**: 2464-2471, 2001)
> (Roy-Camille RR, et al: The Cervical Spine, 2nd Ed. Society CSR（ed）, JB Lippincott, Philadelphia, p390-404, 1989)

⇒ **laminar screw　椎弓スクリュー**：椎弓の棘突起基部から椎弓内を外側に挿入するスクリュー. 軸椎では横突孔から離れて挿入するので椎骨動脈損傷の危険性は少ない.

> (Wright NM: Posterior J Spinal Disord Tech **17**: 158-162, 2004)

⇒ **hook　フック（椎弓根，椎弓，横突起）**

⇒　**pedicle hook　椎弓根フック**

⇒　**bifid hook　二分フック**

⇒　**lamina hook　椎弓フック**

⇒　**transverse process hook　横突起フック**

⇒　**Harrington operation　Harrington 手術**：ハリントン手術．脊柱変形に対し，ロッドを用い伸延力を加えることにより矯正する後方矯正固定術のもっとも古い方法．

　　　(Harrignton PR: Clin Orthop **93**: 110, 1973)

⇒　**Luque technique, Luque segmental spinal instrumentation〚Luque SSI〛　Luque 手術**：ルーク手術．椎弓下にワイヤーを通し，ロッドと椎弓を各分節ごとに締結することで，脊柱の 3 次元的矯正・固定を可能とする脊椎インストゥルメンテーションである．脊柱変形，外傷，変性疾患で頚椎から腰椎まで広く応用されている．

　　　(Luque ER: Spine **7**: 270–275, 1982)

▌spinal osteotomy　　脊椎骨切り術

　脊椎の一部を切除または切離し，脊柱変形の矯正を獲得する術式である．短い範囲の弯曲異常に対する矯正効果に優れている．後弯変形に対して，後方要素あるいは前方要素にいたる楔状切除で矯正を行う後方椎骨切り術，圧潰椎体の切除あるいは先天性異常椎体（半椎など）を切除する前方脊椎骨切り術，脊柱間を短縮することで矯正を行う脊椎骨切り術などがある．

⇒　**Schwab Osteotomy classification**：脊椎骨切り術の手技を骨切除の程度に応じて grade 1-6 に分類したもの．grade が大きくなるほど多くの骨切除を行うため，大きな矯正が期待できる．

　　(Schwab F, et al: Neurosurgery **74**: 112–120, 2014)

⇒　**Smith–Petersen osteotomy〚SPO〛　Smith–Petersen 骨切り術**：スミス・ピーターセン骨切り術．主に強直性脊椎炎による腰椎部の後弯矯正のために，椎間関節切除の後に後方を短縮，前方を前縦靱帯の切離とともに開大する anterior opening wedge osteotomy．オリジナルは L2 または L3 での V 字型後方要素骨切りを行い，posterior column の短縮と anterior column の開大により後弯矯正を行

う方法. 1ヵ所での矯正では前方開大幅が大きく大血管損傷の危険がある.

(Smith-Petersen MN, et al: J Bone Joint Surg Am **27**: 1-11, 1945)

⇒ **opening wedge osteotomy**

⇒ **Ponte osteotomy　Ponte 骨切り術**：ポンテ骨切り術. 変形矯正を目的に, 棘上・棘間靱帯, 黄色靱帯, 椎間関節を切除して椎間後方解離を行う方法で, あらゆる変形に対する後方矯正に応用できる.

(Ponte A, et al: Surgical Treatment of Scheuermann's Hyperkyphosis, Aulo Goggi, Bologne, p75-81, 1984)

⇒ **pedicle subtraction osteotomy〔PSO〕**：椎体の closing wedge osteotomy. 基本的手技は後方要素の切除に引き続き, 椎弓根部から椎体の海綿骨除去, または楔状の骨切りを行い椎体部分で短縮して後弯矯正を行う方法である.

⇒ **closing wedge osteotomy**

(Thomasen E: Clin Orthop **194**: 142-152 1985)

⇒ **vertebral column resection〔VCR〕**：強固かつ高度な変形を矯正するために前方・後方, ないし後方から全周性に脊椎を切除して椎体再建する方法.

⇒ **posterior VCR, vertebrectomy　脊椎切除〔術〕**

(Suk SI, et al: Spine **30**: 1982-1987, 2005)

■ spinal traction　　脊椎牽引〔法〕

頭部または骨盤, あるいは両方に牽引力を加えて脊柱伸展を行う. 介達牽引法と直達牽引法がある.

⇒ **Cotrel traction　Cotrel 牽引〔法〕**：コトレル牽引〔法〕. 背臥位で, 顎から頭頚部に Glisson sling を付ける. 骨盤には pelvic halter を付け, 脊柱を頭側と尾側方向に持続牽引して, 能動的に脚力により骨盤牽引を行わせる. 脊柱側弯の矯正に用いる.

(Cotrel Y, et al: Spinal traction in scoliosis, Scoliosis, Zorab PA, et al (eds), Academic Press, New York, 1980)

⇒ **halter〈cervical〉traction　頚椎牽引〔法〕**：顎から頭頚部に Glis-

son sling をかけて，背臥位または椅子坐位で頭部を持続的，また
は間欠的に牽引する．頚椎椎間板症，頚椎症性脊髄症，いわゆる頚
肩腕症候群などの治療に用いる．

⇒　**halo traction**　ハロー牽引〔法〕：頭蓋骨に halo ring を固定し，
これに 4 本の支柱を連結して脊柱の牽引，固定を行う．支柱を体幹
ギプスに埋め込んだものが halo-cast traction，骨盤に pelvic ring
を固定し，halo ring に強力な牽引，固定力を与えるのが halo-pel-
vic traction である．脊椎損傷，脊椎手術後固定，側弯症治療など
に有益な方法である．

⇒　**halo-pelvic traction 〈distraction〉**　ハローペルビック・トラク
ション，頭蓋輪骨盤牽引法

⇒　**halo-wheelchair traction**　ハロー車椅子牽引法：車椅子背面に立
てた支柱を介して頭蓋に固定した halo ring を，体重の counter
traction で牽引し，脊柱変形の術前矯正に用いる．牽引力を自己調
節できるので合併症を起こしにくい．

⇒　**skull traction**　頭蓋牽引〔法〕：頭蓋骨を把握し，脊柱の直達牽引
を行う方法．Crutchfield 法，Barton 法，Gardner Wells tong 法な
どがある．頚椎脱臼，脱臼骨折の治療に用いる．

> (Crutchfield WG: South Surg **2**: 156–159, 1933)
> (Barton LG: Surg Gynec Obstet **67**: 94, 1938)
> (Gardner WJ: J Neurosurg **39**: 543–544, 1973)

▌**sternal splitting approach**　　胸骨縦割進入〔法/路〕

胸骨を正中部で縦割し，総頚動脈，頚静脈を外側へ，食道・気管を内側
へ避けて，椎体前方に達する手術．下位頚椎，上位胸椎の展開に用いる．

▌**strut 〔bone〕 graft**　　支柱骨移植

脊椎固定術の際の移植骨として，長大な支柱状の骨片を用い骨移植する
こと．移植骨として，腸骨，肋骨，脛骨，腓骨が用いられる．高度の脊柱
変形や外傷による脊椎不安定性のある場合に前方あるいは後方進入で行わ
れる．

⇒　**free vascularized strut bone graft**　遊離血管柄付支柱骨移植：

　　長大な場合，一般に腓骨が使われる．後弯の脊椎矯正，固定に用い
　　る．移植骨の血行温存が図れるので，骨癒合に優れている．

▌sublaminar tape　　椎弓下テープ

　　椎弓の下にワイヤーを通してアンカーとする方法．近年は，金属製のワ
　イヤーに替わり，高分子量ポリエチレンテープが使用されることが多い．
　椎弓根が細くスクリューが刺入できない場合などに使用される．

▌syringosubarachnoidshunt〔S-S shunt〕　　空洞くも膜下腔シャント

　　脊髄空洞症に対する手術．椎弓切除術を加えて硬膜に達し，これを切開
　して脊髄を露出する．脊髄実質のもっとも非薄な部位を選んで数 mm の
　小切開を加え，空洞内液を吸引後シリコンチューブの一端を空洞内に，他
　方を尾側のくも膜下腔に留置する．
　　⇒　**syringoperitoneal shunt**〔S-P shunt〕　空洞腹腔シャント：くも
　　　　膜下腔に高度な癒着がある場合には，シリコンチューブをくも膜下
　　　　に留置することが困難であったり，チューブが閉塞されることがあ
　　　　るので，チューブの一端を皮下を通して腹腔内に挿入する．

▌total disc〈disk〉replacement〔TDR〕　　人工椎間板置換術

　　椎間板を摘出した後に可動性を有する人工椎間板を設置する手術．頚椎
　症や頚椎椎間板ヘルニアに対し，2017 年に本邦で承認された．
　　　（Goffin J, et al: Neurosurgery **51**: 840-847, 2002）
　　⇒　**artificial cervical disc**〈disk〉**replacement**
　　⇒　**cervical disc**〈disk〉**replacement**

▌total *en bloc* spondylectomy〔TES〕　　腫瘍脊椎骨全摘術

　　悪性脊椎腫瘍に対して，四肢の腫瘍と同様に腫瘍学上の compartment
　and barrier の概念に基づき，後方進入単独，後方＋前方アプローチで，
　腫瘍脊椎骨全摘術を行うもの．
　　　（Tomita K, et al: Spine **22**: 324-333, 1997）

▌transiliac-transsacral screw　　経腸骨仙骨スクリュー
　腸骨の側面より刺入し，仙骨を貫通して対側の腸骨まで挿入するスクリュー．主に不安定性のある骨盤輪骨折に使用する．

▌transoral atlantoaxial fusion　　経口的環軸椎固定〔術〕，経口的環軸関節固定〔術〕
　経口的に環軸関節部を展開して固定する手術．

▌transoral odontoidectomy　　経口的歯突起切除〔術〕
　経口的に環軸椎部前面に達して，環椎前弓切除後，歯突起を切除する．環軸関節脱臼などで，歯突起による脊髄や脳底部の圧迫を除去する目的で行われる．
　　☞　**mandible and tongue-splitting approach**　経下顎舌縦割進入〔法〕

▌transpleural approach　　経胸膜進入〔法/路〕
　胸椎椎体への前方進入法の１つ．側臥位で肋骨に沿う皮切で進入し，肋骨の切除後，胸膜を切開して開胸する．肺を対側へ排すれば，胸椎椎体前側方部分が展開される．
　　⇒　**thoracotomy**　開胸〔術〕
　　☞　**extrapleural approach**　胸膜外進入〔法/路〕

▌ultrasonic surgical aspirator　　超音波外科的吸引器
　ハンドピース先端の金属管が超音波で縦に振動し，組織を粉砕破壊し，同時に洗浄吸引される．血管，神経などの弾力性のある組織は損傷されずに残るのが最大の利点である．脊髄腫瘍，軟部腫瘍摘出時に内減圧が容易となる．

▌vertebral body stenting〔VBS〕　　椎体ステント療法
　骨粗鬆症性椎体骨折に行われる椎体形成術の一つ．骨折した椎体内にballoonで腔を形成したのち，ステントを入れてから骨セメントを入れる方法．

■ **vertebrectomy**　　脊椎切除〔術〕

　脊椎腫瘍や半椎を有する先天性側弯症などで，脊椎骨の全体を切除，摘出する手術．

　　= 　**spondylectomy**

　　　⇒ 　**corpectomy**　椎体切除〔術〕，椎体削開〔術〕，椎体摘出〔術〕：椎体を切除すること．切除後，人工椎体の挿入あるいは骨移植が行われる．転移性骨腫瘍でよく用いられる．あるいは椎体間固定術や脊椎の前方除圧固定術で，椎体を部分的に削除または削開する方法（手技）である．一般に，脊髄に対して愛護的にエアトームで椎体を部分的に切除する．この後，支柱骨移植固定術を行う．椎体亜全摘術は，椎体の左右縁を残して椎体切除を行い，支柱骨を移植する．

■ **vertebroplasty**〔**VP**〕　　椎体形成術

　骨粗鬆症性椎体圧迫骨折や腫瘍に対して，経皮的，経椎弓根的に骨セメント PMMA cement を椎体内に注入することで，即時除痛効果を得る低侵襲治療法．椎体内注入材料は骨セメント以外にリン酸カルシウムセメントや HA ブロックなどが開発されている．

　　　⇒ 　**percutaneous vertebroplasty**〔**PVP**〕　経皮的椎体形成術

■ **video-assisted surgery**〔**VAS**〕　　ビデオ補助下手術

　胸腔鏡や腹腔鏡と光学ビデオシステムとの連携によってテレビモニターを見ながら，特殊機器を操作して，腫瘍摘出術，椎間板切除術などを行う内視鏡手術．

　　（Foley KT, et al: Tech Neurosurg **3**: 301-307, 1998）

　　　⇒ 　**microendoscopic discectomy**〈**diskectomy**〉〔**MED**〕　内視鏡下椎間板切除〔術〕

VIII. 評 価

○基本事項

activities of daily living〔ADL〕　日常生活動作

個人が毎日の生活を送るうえで基本的に必要な動作（活動）の一式と定義され，自立度，介護度，動作の遂行様式が評価される．疾患を問わず利用可能な共通尺度としては，Barthel index〔BI〕または functional independence measure〔FIM〕が推奨される．

health-related quality of life〔HRQOL〕　健康関連の生活の質

身体機能，メンタルヘルス，社会生活・役割機能が基本要素となり，それに加え，痛み，活力，睡眠，食事，生活などの要素も付加的に含まれる評価．SF-36 や SF-8 などが汎用されている．

International Classification of Functioning, Disability and Health〔ICF〕　国際生活機能分類

2001 年に ICIDH から改訂された WHO 作成の生活機能分類．心身機能・身体構造，活動・参加，環境因子，個人因子から構成され，障害に限らずに全人的な評価が可能である．

（WHO：国際生活機能分類，中央法規，2002）

International Classification of Impairments, Disabilities and Handicaps〔ICIDH〕　国際障害分類

1980 年に WHO に発表された ICD-9 の補助分類．障害を機能・形態障害（Impairment），能力障害（Disability）と社会的不利（Handicap）から構成される概念として分類している．

（上田　敏：ICF の理解と活用，萌文社，東京，2005）

⇒　impairment　機能・形態障害

⇒　disability　障害

⇒　handicap　社会的不利

▍minimum clinically important difference〔MCID〕　　臨床的に意義のある最小変化量

　　Minimal clinically important difference〔MCID〕は，1989 年に Jaeschke らによって提唱された．患者立脚型の患者報告アウトカム（patient reported outcome measures：PROMs）における変化が，臨床的に有益であると判断される最小の変化値である．群間比較だけでなく，個々の症例で MCID 到達の有無を判断することができる．

　　　　（Jaeschke R, et al: Control Clin Trials **10**: 407-415, 1989）

▍patient reported outcome measures　　患者報告アウトカム

　　近年，患者立脚型の患者報告アウトカム（patient reported outcome measures：PROMs）が重要視されている．一般に，痛みや機能障害など健康関連 quality of life〔QOL〕に関する複数のアンケート項目があり，質問票によっては心理的因子や満足度を評価する項目もある．代表的な PROMs は，Short Form-36〔SF-36〕，EuroQol 5 Dimensions〔EQ-5D〕，Oswestry Disability Index〔ODI〕，JOA Back Pain Evaluation Questionnaire〔JOABPEQ〕，JOA Cervical Myelopathy Evaluation Questionnaire〔JOACMEQ〕，Scoliosis Research Society-22 revised Patient Questionnaire〔SRS-22r〕などが挙げられる．

○包括的な健康状態の評価

▍EuroQol 5 Dimensions〔EQ-5D〕

　　欧州で開発された，健康関連 QOL〔HRQOL〕の尺度．わが国では日本語版 EQ-5D がある．調査票は 5 項目（移動の程度，身の回りの管理，ふだんの生活，痛み・不快感，不安・ふさぎ込み）からなる 3 段階選択式回答法と visual analogue scale〔VAS〕による患者の健康状態の自己評価により構成される．

▍WHO Disability Assessment Schedule〔WHODAS 2.0〕　　世界保健機関（WHO）障害評価面接基準

　　WHO が開発した健康および障害についての包括的かつ標準化された評価票であり，ICF（国際生活機能分類）の概念的枠組みが基礎となっている．

（田崎美也子ほか（訳）：健康および障害の評価 WHO 障害評価面接基準マニュアル　WHODAS 2.0, 一般社団法人日本レジリエンス医学研究所, 東京, 2015）

○ADL 評価

▌instrumental activity of daily living〔IADL〕　手段的日常生活行為, 道具的日常生活行為

　ADL が「身体的自立」の活動能力を測定するのに対して, IADL は一段上の「手段的自立」の活動能力を測定するため, 食事の準備や後片付け, 掃除, 洗濯, 買い物や外出など, より広範な家庭内外の 8 項からなる尺度.

　（Lawton MP, et al: Gerontologist **9**: 179-186, 1969）

▌Japanese Orthopaedic Association〔JOA〕score　日本整形外科学会治療成績判定基準（JOA スコア）

　日本整形外科学会が作製した脊椎疾患に対する治療成績判定基準で, 頚髄症については日本整形外科学会頚髄症治療成績判定基準が, 腰痛疾患については日本整形外科学会腰痛疾患治療成績判定基準が使用されている. 最近では患者立脚という観点から, より多面的に治療成績を評価するために JOABPEQ および JOACMEQ が導入されるようになった.

　⇒　**JOABPEQ**
　⇒　**JOACMEQ**

　JOA score の問題点である患者立脚という観点から, より多面的に治療成績を評価するために現在広く使用されている.

▌JOA Back Pain Evaluation Questionnaire〔JOABPEQ〕　日本整形外科学会腰痛評価質問票

　（http://www.joa.or.jp/member/committee/shindan_hyoka_070907/joabpeq.pdf（日本整形外科学会会員 ID とパスワードが必要））
　（https://www.jstage.jst.go.jp/article/yotsu/13/1/13_1_208/_pdf/-char/ja）

JOA Cervical Myelopathy Evaluation Questionnaire 〖JOACMEQ〗　日本整形外科学会頚部脊髄症評価質問票

　（（http://www.joa.or.jp/member/committee/shindan_hyoka_070907/ joacmeq.pdf（日本整形外科学会会員 ID とパスワードが必要））

　（日整会誌 **82**: 62-86, 2008）

Katagiri score　　片桐スコア

　転移性骨腫瘍を有する患者の生命予後を予測するスコアリングシステ ム．原発巣の種類，内臓または脳転移，Performance status，化学療法歴， 多発骨転移の有無，麻痺の程度の項目からなり，改訂版では原発巣の薬物 療法感受性に関する分類が加えられ，血液検査異常の項目が追加された． 総点数が低い方が長期予後が期待され，1 年生存率は総計点数 3 点以下で は 91％，4〜6 点で 49％，7 点以上で 6％と報告されている．

　（Katagiri H: J Bone Joint Surg Br **87**: 698-703, 2005）

　⇒　**new Katagiri score**　新片桐スコア

　（Katagiri H: Cancer Med **3**: 1359-1367, 2014）

Nurick grade

　Nurick によって発表された頚部脊髄症の症状の grade 分類．Nurick score ともいう．

●Nurick grade score

Grade 0：signs or symptoms of root involvement but without evi- dence of spinal cord disease.

Grade 1：signs of spinal cord disease but no difficulty in walking.

Grade 2：slight difficulty in walking which does not prevent full- time employment.

Grade 3：difficulty in walking which prevented full time employ- ment or the ability to do all housework, but which was not so severe as to require someone else's help to walk.

Grade 4：able to walk only with someone else's help or with the aid of a frame.

Grade 5：chairbound or bedridden.

　　(Nurick S: Brain **95**: 87-100, 1972)

Oswestry Disability Questionnaire
　Fairbank JC，O'Brien J らにより開発された腰痛患者の日常生活上の障害の評価法．10 項目の質問からなり，0 から 5 点の 6 段階評価の合計点で評価し，これを 2 倍するとパーセンテージ化できる．
　　＝　**Oswestry Disability Index 〔ODI〕**
　　　　　(Fairbank JC, et al: Physiotherapy **66**: 271-273, 1980)
　　　　　(藤原　淳ほか：日腰痛会誌 **15**: 11-16, 2009)

Ranawat classification　　Ranawat 分類
　Ranawat らによって発表された RA 頚椎の症状分類．
　●頚部痛に対する Grade 分類
　Grade 0：なし
　Grade 1：軽度．時折，消炎鎮痛薬（原文ではアスピリン）のみを必要とする
　Grade 2：中等度．頚椎装具を必要とする
　Grade 3：重度．頚椎カラーや消炎鎮痛薬で軽減しない
　●脊髄症に対する Class 分類
　Class Ⅰ：なし
　Class Ⅱ：自覚的な筋力低下，腱反射亢進・感覚異常を認める
　Class Ⅲ：他覚的に筋力低下や long tract sign を認める
　　　ⅢA：歩行可能
　　　ⅢB：歩行不能
　(Ranawat CS, et al: J Bone Joint Surg Am **61**: 1003-1010, 1979)

Spinal Instability Neoplastic Score
　悪性腫瘍の脊椎転移による脊椎不安定性の評価で，病的骨折を予測するカットオフ値が示されている．
　　(Fisher CGA, et al: Spine **35**: E1221-1229, 2010)

The Scoliosis Research Society 22 〔SRS-22〕

　思春期特発性側弯症患者の HRQOL 評価法として 2003 年に米国で導入された．機能，疼痛，自己イメージ，精神，満足度の 5 つのドメインからなる QOL 評価法．現在は成人例も含め脊柱変形患者に広く使用されている．

　　（http://www.sokuwan.jp/（日本側彎症学会会員 ID とパスワードが必要））

　　⇒　**The Scoliosis Research Society 30（SRS-30）**：SRS-22 に 8 つの質問が追加され，側弯症患者の術後評価をするように設計された評価法．

Tokuhashi score　　徳橋スコア

　転移性脊椎腫瘍を有する患者の生命予後を予測するスコアリングシステム．全身状態，脊椎以外の骨転移数，脊椎転移数，原発巣の種類，主要臓器転移の有無，麻痺の程度の項目からなり，改訂版では原発巣の種類の分類が変更された．総点数が高い方が長期予後が期待され，0～8 点が予後 6 か月未満，9～11 点が 6 か月以上，12～15 点が 1 年以上と予測される．

　　（Tokuhashi Y: Spine **15**: 1110-1113, 1990）

　　⇒　**revised Tokuhashi score　改訂徳橋スコア**

　　（Tokuhashi Y: Spine **30**: 2186-2191, 2005）

○痛みの評価

Brief Pain Inventory　　簡易疼痛調査用紙

　痛みの強度（pain severity subscale）と痛みによる生活の支障度（pain interference subscale）からなり，慢性痛患者における信頼性と妥当性も支持されている．また，気分や対人関係の障害も評価対象としている．

　　（Ceeland CS, et al: Ann Acad Med Singapore **23**: 129-138, 1994）

Face Pain Scale〔FPS〕

　現在の痛みに一番合う顔を選んでもらうことで痛みを評価するものであり，3 歳以上の小児の痛みの自己評価において有用性が報告されている．あるいは，乳幼児や意識障害のある患者などについて医療者が患者の表出している表情に一番合う顔を選んで痛みを評価する．

（Whaley L, et al: Nursing Care of Infants and Children, 3th ed, St. Louis, Mosby, 1987）

■ Leeds Assessment of the Neuropathic Symptom and Signs Pain Scale〔LANSS〕　リーズ神経障害性疼痛スクリーニング

神経障害性疼痛のスクリーニング法の1つであり，5項目の質問と2つ診察所見をスコア化し，カットオフ値も示されている．

（Bennett M: Pain **92**:147-157, 2001）

■ McGill Pain Questionnaire　McGill 痛み質問紙

痛み体験（pain experience）の感覚的側面（「鈍い痛み」「鋭い痛み」など），情動的側面（気分が悪くなるような痛みなど），評価的側面（痛みの強さ）の3つの側面を評価する．日本語版がある．

（Melzack R: Pain **1**: 277-299, 1975）

■ MOS short form 36-item health survey〔SF-36〕　SF-36

世界でもっとも広く使われている自己報告式の健康状態調査票である．特定の疾患や症状などに特有な健康状態ではなく，包括的な健康概念を，8つの領域によって測定するように組み立てられている
（https://www.sf-36.jp/qol/sf36.html（使用にあたっては登録が必要））

 ⇒　**SF-12**：SF-36 から選択された 12 項目からなる短縮版で8つの下位尺度とサマリースコアが算出できる．
 ⇒　**SF-8**：SF-36 から選択された 8 項目からなる短縮版．

■ Neuropathic Pain Screening Questionnaire（Japan-Q）　神経障害性疼痛スクリーニング質問票

日本で開発された神経障害性疼痛のスクリーニング質問票の1つであり，7項目の質問をスコア化し，カットオフ値も示されている．

（小川節郎：ペインクリニック **31**: 1187-1194, 2010）

▌Neuropathic Pain Symptom Inventory　　神経障害性疼痛インベントリー

神経障害性疼痛が診断された患者に対して用いられる神経障害性疼痛に特化した重症度評価指標．総合的な評価だけでなく，12 個の痛みの性質それぞれについての重症度評価を行う．

（Bouhassira D, et al: Pain **108**: 248–257, 2004）

▌Numerical Rating Scale 〔NRS〕

痛みの強さを評価する方法の 1 つ．0〜10 までの 11 段階のうちどの程度の痛みかを口頭または目盛りの入った線上に記入してもらう方法である．

▌PainDETECT

神経障害性疼痛のスクリーニング質問票の 1 つであり，9 項目の質問をスコア化し，カットオフ値も示されている．

（Freynhagen R, et al: Curr Med Res Opin **22**: 1911–1920, 2006）
（Matsubayashi Y, et al: PLoS One **8**: e68013, 2013）

▌Pain Disability Assessment Scale 〔PDAS〕　　疼痛生活障害評価尺度

慢性痛による生活障害を評価する尺度．日常生活における様々な生活障害がどの程度痛みによって生じているかを評価する．PDAS は慢性痛患者における信頼性，妥当性が十分に確認されている．

（有村達之ほか：行動療法研究 **23**: 7-15, 1997）

▌Roland-Morris Disability Questionnaire　　ローランド・モリス生活障害尺度

腰痛による日常生活の障害を評価する尺度で，24 項目からなる自記式尺度である．

（Roland M, et al: Spine **25**: 3115–3124, 2000）
（https://www.sf-36.jp/qol/rdq.html）

▌Verbal Rating Scale　口頭式疼痛評価尺度

痛みの強度を"痛みがない","軽度","中等度","重度"といった言葉で表現する尺度である．簡便に使用でき，患者にとってもわかりやすい点が特徴である．

▌Visual Analog Scale〔VAS〕

痛みの強さや経過を把握するために用いられる手法．10 cm の横線を引き，左端に「疼痛なし」，右端に「激しい痛み」と記載し，患者自身が感じている痛みの強さを線上の位置として記載してもらう．

○精神的評価

▌Brief Scale for Psychiatric Problems in Orthopaedic Patients〔BS-POP〕　整形外科患者における精神医学的問題を知るための簡易問診票

医師による患者評価のための質問票と，患者自己評価のための質問票の2 種類がある．

(Sato K, et al: Clin Orthop Surg **35**: 843-852, 2000)

▌Maudsley test　Maudsley 性格テスト

モーズレイ性格テスト．質問項目は N 尺度（神経症傾向）と E 尺度（外向性-内向性尺度）で，それぞれ 24 項目からなり，短時間で行える．Maudsley 病院の Eysenk HJ（1958）によって作成された質問紙法による人格検査の 1 つ．

▌Pain Self-efficacy Questionnaire〔PSEQ〕　痛み自己効力質問票

痛みに対する多様な領域での自己効力感（痛みがあっても特定の活動ができるという自信）を測定する 10 項目からなる心理測定的性質を備えた質問票．

(Nicholas MK: Eur J Pain **11**: 153-163, 2007)

▌Self-rating Depression Scale〔SDS〕　うつ病自己評価尺度

　うつ病やうつ状態に対する質問紙法による心理テストで，Zung（20項目），Beck（21項目）によるものがある．

> （Zung WWK: Arch Gen Psychiatry **12**: 63-70, 1965）
> （Beck AT, et al: Arch Gen Psychiatry **4**: 53-63, 1961）

▌Start Back Tool　スタートバック評価票

　腰痛に関連した信念を評価する質問票で，腰痛の予後を予測するカットオフ値が示されている．

> （Hill JC, et al: Lancet **378**: 1560-1571, 2011）

▌Tampa Scale for Kinesiophobia〔TSK-11〕　タンパ運動恐怖スケール

　運動器疼痛患者が運動によって疼痛が増悪することに対してどの程度の恐怖心を持っているかを評価するツール．11個の質問項目からなる．

> （Woby SR, et al: Pain **117**: 137-144, 2005）

IX. 心 理

behavior modification　行動変容

学習理論ないし行動理論に基づき，不適応行動を除去し，適応行動を育成する方法．行動療法と同様に用いられることが多い．

= **behavior therapy**　行動療法

chronic pain　慢性〔疼〕痛

国際疼痛学会では，「実際の組織損傷，もしくは組織損傷が起こり得る状態に付随する，あるいはそれに似た，感覚かつ情動の不快な体験」と定義している．慢性疼痛は，様々な器質的要因や心理社会的要因，中枢性感作などが複雑に関連しているため多面的な評価や集学的な治療が必要な場合がある．

cognitive behavioral therapy〔CBT〕　認知行動療法

行動療法と認知療法を組み合わせた心理療法の総称．慢性痛に対するCBTにおいては，治療の目的は「痛み」の軽減ではなく，自己認知の変化に基づいた「痛み行動」の減少におく．

conversion hysteria　転換ヒステリー

欲求が抑圧された結果生じた無意識的葛藤が，感覚あるいは随意運動系の身体症状に置換された心身の反応機制をさす．転換によって生じた身体症状を転換反応と呼び，失立失歩，発声や嚥下障害，嘔吐，痙攣，感覚麻痺など種々の症状がある．ヒステリーの反応型である．

depression　抑うつ

情動性精神障害の1つであり，要因により，内因性，反応性，症候性などに分類される．悲哀感，圧迫感，悲観的気分，意欲減退，易疲労，不安，自殺傾向などの精神症状のほかに，不眠，嘔吐，発汗異常，性機能障害などの身体症状もみられる．

= **melancholia**

◼ Diagnostic and Statistical Manual of Mental Disorders Fifth Edition〔DSM-5〕　精神疾患の診断・統計マニュアル第5版

　米国精神医学会による精神疾患の診断・統計マニュアルで，明確な診断基準，多軸システム，客観的記述を特徴とする．DSM-Ⅲ（1980），DSM-Ⅲ，DSM-R（1987），DSM-Ⅳ（1994）を経て，DSM-5（2013）にいたる．

◼ drug dependence　薬物依存

　従来，薬物の習慣性，嗜癖といったものを薬物依存と呼び，2つに分けられる．1つは心理依存であり，心理的水準で薬物を必要とする．軽いものにコーヒー，タバコがある．他は身体依存であり，薬物服用を中止（禁断）すると生理的・身体的な均衡が破れる．

◼ dysthymic disorder　気分変調性障害

　ほとんど1日中持続する抑うつ気分が長期間続く慢性の疾患．以前は抑うつ神経症と呼ばれていたものが，DSM-Ⅳで気分変調性障害に改められた．

◼ fear-avoidance beliefs　恐怖回避思考

　人は痛みを経験すると深刻な状況ではないかと悲観的解釈をしやすく，痛みを増強させる可能性のある行動を回避するようになる．この恐怖回避思考を評価する尺度が fear-avoidance beliefs questionnaire〔FABQ〕である．腰痛患者に特異的な質問表であり，身体動作の恐怖回避に関する5項目と仕事の恐怖回避に関する11項目の計16項目からなる．
　　（Waddell G, et al: Pain **52**: 157-168, 1993）
　　（松平　浩ほか：整形外科 **62**: 1301-1306, 2011）
　⇒　**fear-avoidance model**

◼ feigned illness　詐病

　病人ではない者が，意識的に病人の振りをすること．病気の存在で苦痛から逃れたり，経済的利益を得ることなどが目的となりやすい．拘束された犯罪者，賠償問題の係争中の者などでみられる．
　＝　**malingering**

▐ Hospital Anxiety and Depression Scale〔HADS〕

「抑うつ」を評価する 7 項目と「不安」を評価する 7 項目の計 14 項目からなる質問票である．ともに 7 点以下は問題なし，8〜10 点は臨床的に苦悩の可能性あり，11 点以上は臨床的に明確な苦悩を示す，と評価される．

　(Zigmond AS, et al: Acta Psychiatr Scand **67**: 361-370, 1983)

▐ hypochondria　　心気症

自己の健康状態について必要以上に心配する状態で，検査上では何らの身体的所見も見出されない．神経症の中でもっとも多くみられるもので，訴えが多く，医師を転々とする．

▐ hysteria　　ヒステリー

多くの特徴をもったノイローゼの一種．疾病逃避または疾病利得があり，感覚運動系の転換反応（感覚鈍麻，運動麻痺など），誇張性，被暗示性が顕著である．

▐ hysterical personality　　ヒステリー性性格

学問的には概念は一義的でない．空想的自己顕示性（内部価値より外見価値の依存）をその中核とする考え方があり，その他に感情の自己中心，浅薄，忍耐力の無さ，意識野の狭窄しやすさ，被暗示性の高さなどが目立つ．

　＝　**hysterical character**

▐ liaison psychiatry　　リエゾン精神医学

総合病院における心身医学の発展に伴って始まり，治療の過程で生じる様々な医学的問題に対して，精神科医と他科の医師との間により密接な協力関係を築き，多専門職種のチームとの間の連携を重視して実践される．

▐ Minnesota Multiphasic Personality Inventory〔MMPI〕　　人格検査（ミネソタ多面人格目録）

米国ミネソタ大学 Hathaway（臨床心理学），Mckinley（精神医学）両教授によって 1940 年に初めて発表された人格目録テスト．10 の臨床尺度

に点数が付されている.

pain catastrophizing　　疼痛の破局化思考

慢性疼痛を維持させる代表的な認知的要因として痛みの経験をネガティブにとらえる傾向を示す破局的思考（catastrophizing）がある. この破局的思考の程度を評価する質問票に Pain Catastrophizing Scale〔PCS〕がある.「反すう」,「無力感」,「拡大視」の3因子13項目で構成されている. スコアは0～52点で, 値が大きいほど痛みの感覚や経験を否定的にとらえる傾向が強いと判定する.

（Sullivan MJ, et al: Psychol Assess **7**: 524-532, 1995）
（松岡紘史ほか：心身医 **47**: 95-102, 2007）

post-traumatic stress disorder〔PTSD〕　　外傷後ストレス障害

地震などの自然災害や, 激しい事故によるストレスに遷延して起こる障害で, 強い驚愕反応, 自律神経反応, 不安, 抑うつ, 不眠を伴う. 外傷後, 数週間から数か月にわたる潜伏期間を経て発症する.

psychology testing　　心理テスト

個人または集団を対象として, 知能, 人格特徴あるいはその障害などを把握するための心理学的方法による検査. 知能検査と人格検査, および人間関係, 社会関係への適応検査に分類される.

psychotherapy　　心理療法, 精神療法

精神医学における治療法の1つ. 治療者と患者の間の精神的な交流を介して, 患者の心身の障害を治療する方法. 精神的交流の主な手段は言語であるが, 表情, 態度, 身振り, 遊戯などの非言語的な交流も, 重要な役割を果たす.

somatic symptom disorder　　身体症状症

その症状に関係する過剰かつ不適応的な思考, 感情, および行動に関連した持続的な複数の身体的愁訴により特徴づけられる. 以前は別の診断概念とされていた複数の身体関連障害（身体化障害, 特定不能の身体表現性

障害，心気症，身体表現性疼痛障害）は，現在では身体症状症と考えられ
ている．

■traumatic neurosis　　外傷性神経症

　　外傷時あるいはその後に発生した心因性の障害であり，記憶力の低下，
ヒステリー，心気症状，症状の誇張などの一群の神経症状態を示す．追突
事故や頭部外傷などで多い．

X. 索 引

ページの太字は見出し語として収載したものを示す.

欧 文

数字

B

脊椎脊髄病用語事典（改訂第 7 版）

1995 年 6 月 10 日　第 1 版 発 行	編集者 日本脊椎脊髄病学会
2000 年 6 月 10 日　第 2 版 発 行	発行者 小立健太
2005 年 5 月 25 日　第 3 版 発 行	発行所 株式会社 南 江 堂
2010 年 4 月 15 日　第 4 版 発 行	☎113-8410 東京都文京区本郷三丁目 42 番 6 号
2015 年 5 月 1 日　第 5 版 発 行	☎(出版)03-3811-7198 (営業)03-3811-7239
2020 年 3 月 30 日　第 6 版 発 行	ホームページ https://www.nankodo.co.jp/
2025 年 4 月 15 日　改訂第 7 版発行	印刷・製本 小宮山印刷工業

Dictionary of Spinal Disorders, 7th edition
© The Japanese Society for Spine Surgery and Related Research, 2025

定価はカバーに表示してあります．　　　　　　　　Printed and Bound in Japan
落丁・乱丁の場合はお取り替えいたします．　　　　ISBN978-4-524-22219-3
ご意見・お問い合わせはホームページまでお寄せください．